剷肉10公斤！減脂瘦身湯

權威營養師**宋明樺**的60道減醣低卡包瘦湯，

一天喝一次，8週甩肉不復胖！

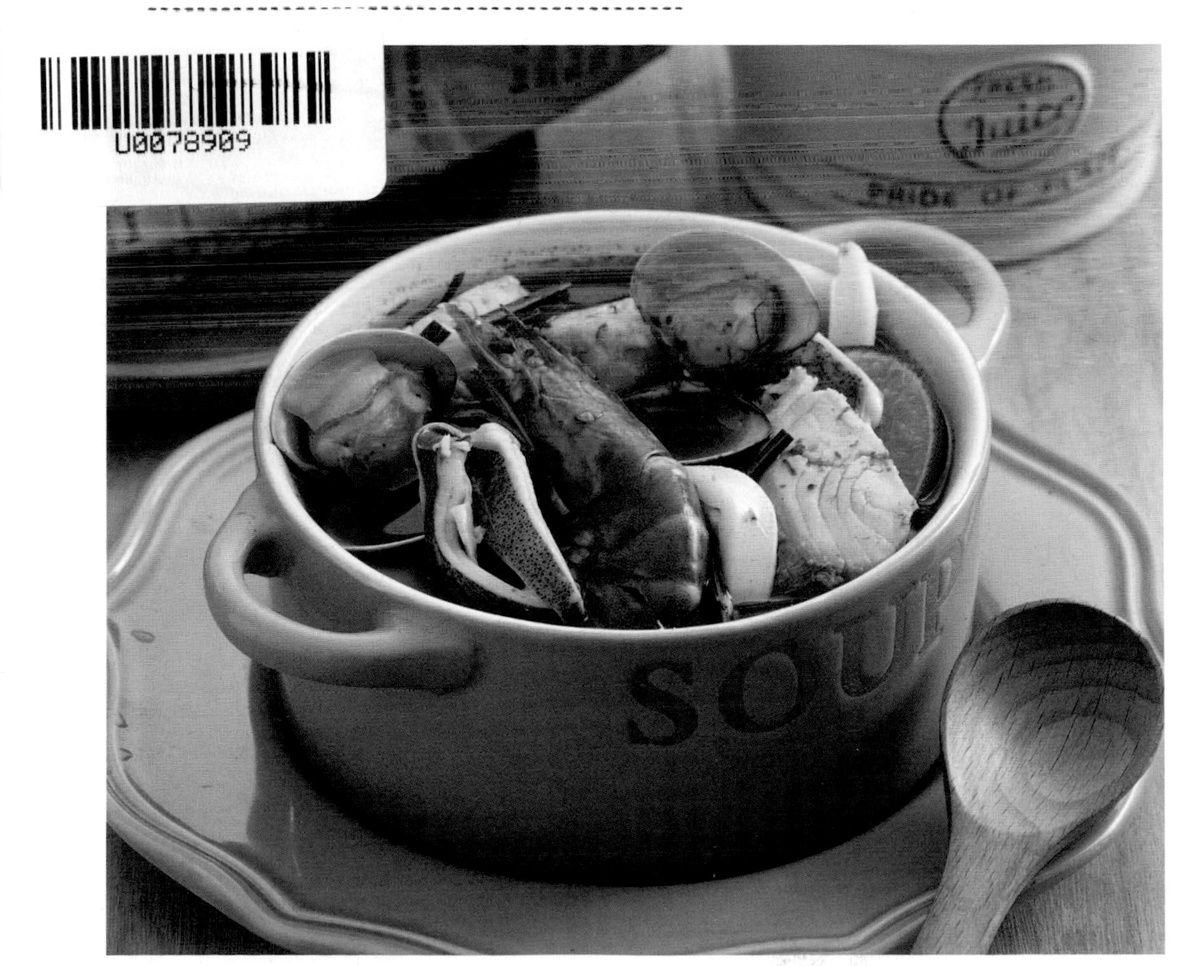

推薦序

超簡單又有效的包瘦湯，讓你這次減重，絕對不會再放棄！

看到書中的這句話——「不是餓肚子就會瘦，吃飽飽還能瘦才是王道！」真的是知我者宋明樺營養師也啊！（笑）

大家都知道，我是因為要瘦身、才意外愛上運動，也因為要瘦身更要塑身，才開始明白食物選擇的重要，所以千萬別再用「不吃」來減肥了，吃對食物才是妳最需要學習的課題！

但身為新時代的女性，工作能力往往比廚藝還優秀，所以宋明樺營養師這次介紹的「減脂瘦身湯」真是ＯＭＧ的深得我心呀！

因為煮湯不僅超省時、更是超簡單，電鍋「叮一聲」下去煮，洗澡、敷完臉後，來用餐剛剛好，出門、上班在外，燜燒罐一裝、就可以方便享用，最重要的是，老師這次提供了60道各國料理的湯品，減脂不用再吃得無聊，營養更是豐富，又不需要挨餓，這次瘦身絕對讓你不會再放棄！

很開心宋明樺營養師的邀稿，真心覺得可以推薦這本書是與有榮焉的一件事，在節目上每次遇到宋營養師，都被她爽朗的口吻、容光煥發的肌膚和健康的身形所吸引，一直覺得不管是要減重或對任何事物更進步，最激勵自己的方法，就是找到一個想要仿效的對象！

宋明樺營養師是讓我想要變得更健康、獲取更多營養知識的模範，希望你們也可以從這本書中，找到對食物重新的認知與更多健康的觀念，一起變得更好（打勾勾喔！）

模特兒、藝人、作家
林可彤

作者序

減重真的沒有你想像的那麼難；同時，還能瘦得健康、沒負擔！

身為營養師，因為工作專業，常常會遇到有減重需求，或是經常嘗試錯誤減重方式而失敗的人，當然，反覆地減重與復胖，對於大部分的人來說，可能只覺得外表有所變化，不過，站在專業的角度，其實我非常為這些人擔心，使用錯誤的減重方式，不只沒辦法達到理想的身形，同時，我們的身體內在也會受到很大的傷害。

正確的減重真的有那麼難嗎？不，其實一點都不難！

請把自己的身體，當成一座能量銀行，將每天吃進來的熱量減少，並控制在安全的範圍內，使自己消耗（支出）的熱量，大於攝取（收入）的熱量，熱量不足的部分，就是達到減重的關鍵。

講到食物的攝取，很多想要減重的人常問我：「吃什麼東西瘦最快？可以給我減重菜單（食譜）嗎？」

但是，現代人生活、工作那麼忙碌，不要說三餐自己下廚，連去買早餐的時間可能都沒有，即使拿到減重菜單（食譜），真的有實際的用處嗎？還是只是拿在手上的安心符呢？

因此，這本書，我把它定位為一本「減重工具書」，PART1的內容，主要是想矯正一些常見的錯誤觀念——許多人可能曾經使用過的錯誤減重方式，或是深信的網路偏方——再把正確的減重概念深入你心，避免復胖問題再度發生，PART2~4則設計成符合忙碌現代人需求的瘦身湯，讓讀者利用簡單、方便又美味的方式，輕鬆達到自己滿意的身形，並針對不同症狀者，建議適合的湯品，減重同時又能調整體質，一舉兩得，何樂而不為！

最後要感謝我的家人、參與這本書籍製作的所有辛苦成員，讓本書得以完成，也希望讀者透過這本書真正瞭解到：「只要用對方式，減重真的沒有你想像的那麼難，同時也可以瘦得健康、沒負擔。」

宋明樺

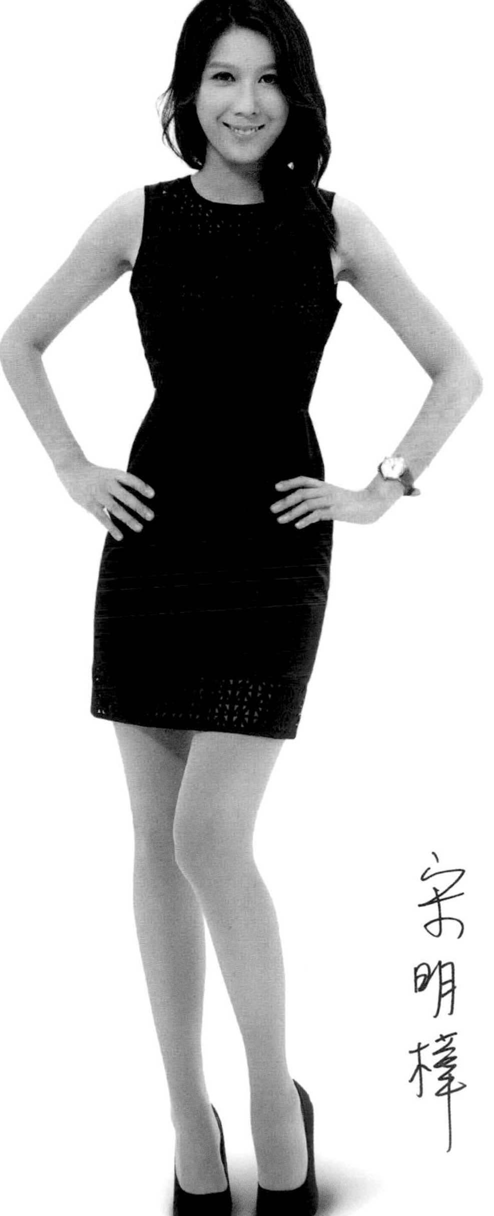

讀者實證 Before & After 照片公開！8週減掉10kg！聽聽她們現身說法。

第一個星期，我的體重就下降了2 kg！希望有一天能達到自己的理想體重。

小茹．34歲．行政

剛開始的前2週，我只有晚上喝包瘦湯，本來想說體重只要持平就偷笑了（因為中午還是正常吃便當），而且心想「晚上只喝湯會餓吧！」，沒想到餓的感覺其實還好，而且湯品都很好喝，第一個星期，我的體重就下降了2 kg！而且不是只有表面數字的降低，是連同體脂也降低了，雖然目前只試了2個月，體重共掉了將近10 kg，但對我已經是難得的數字了！未來還是會持續喝這些湯品，希望有一天能達到自己的理想體重。

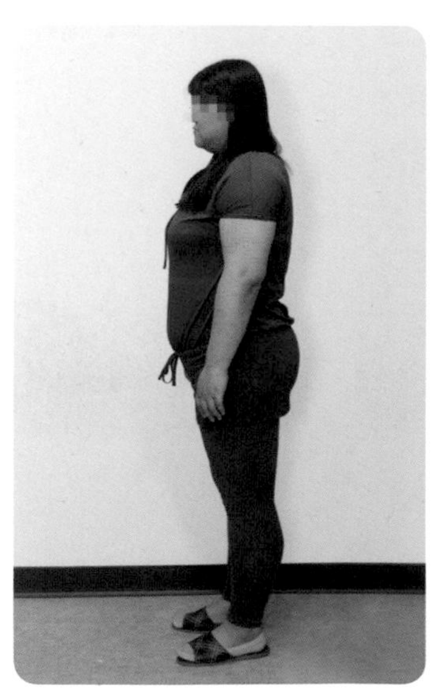

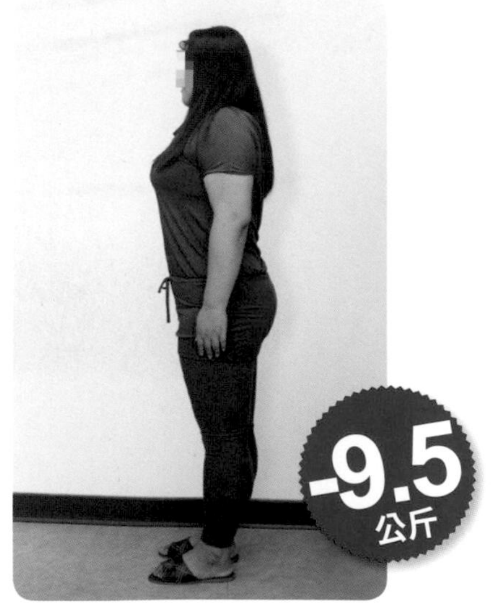

	Before	After
體重	97.3 kg	87.8 kg
體脂	49.2	45.3

宋明樺營養師為了讓大家更清楚感受到減脂瘦身湯的效果，實際邀請了兩位體重過重的見證者共同參與為期 8 週的試驗，每天按照本書中規劃的食譜喝湯。現在，就讓我們來看看她們的前後變化吧！

我不是愛喝湯的人，包瘦湯美味又有飽足感，讓我能持續下去！

小文・37 歲・會計

這本書讓我受益良多。我是個沒有很愛喝湯的人，所以本來其實沒有什麼信心可以支撐下去。但沒想到試過之後發現，這些湯品真的很好喝！剛開始我只有晚上喝湯，有時候怕光喝湯有點餓，就再加一份寬冬粉進去。就這樣，美味又有飽足感的晚餐誕生了。因為比想像中輕鬆而且又好吃，我後來連午餐也搭配喝湯，漸漸地，我的體重和體脂真的開始下降了，決定之後也要一直持續下去！

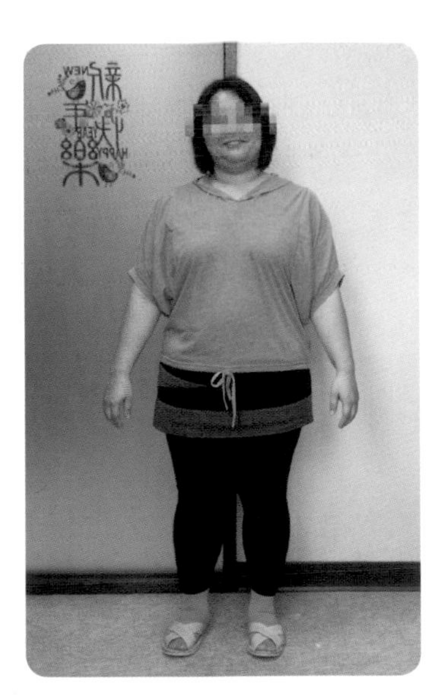

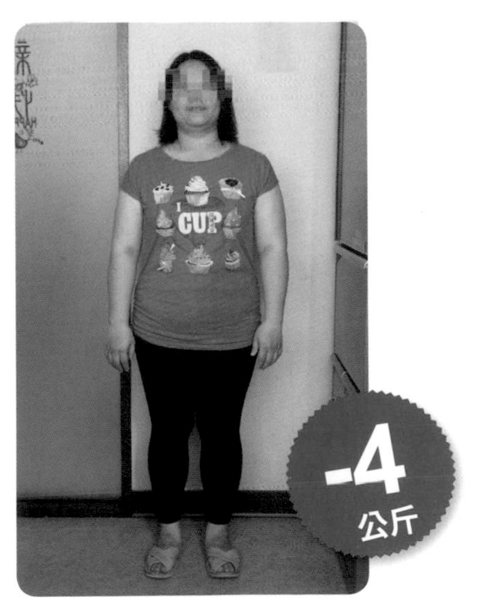

	Before	After
體重	92.7 kg	88.7 kg
體脂	49.3	46.7

Part 1

觀念篇／
餓肚子不是真瘦，
營養均衡才是瘦身之道！
不再掉入減重的陷阱！

開始執行飲食計劃之前，務必要先了解，

10 個一定要破除的舊觀念和 8 個好記的減重關鍵句！

吃得不夠營養，才會讓你瘦不了！

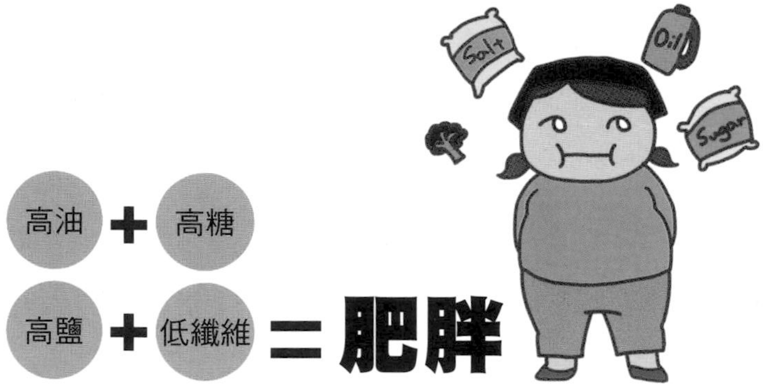

高油＋高糖
高鹽＋低纖維＝肥胖

三餐總是在外的肥胖陷阱

忙碌的現代人，因為沒有多餘的時間來檢視自己的飲食內容，加上作息與工作壓力的雙重影響，當攝取的熱量過多、超過身體所需，這些熱量就會轉化成體脂肪，囤積於身體內，造成過重或肥胖。

「餐餐老是在外」似乎是現代人的一大通病，外食族很難顧及營養均衡，常見「三高一低：高油、高糖、高鹽、低纖維」，以及分量多、過度加工、精製……等問題。「高油、高糖」基本上就等於「高熱量」，吃的多，身體來不及代謝、消耗不了的熱量，就會反應在我們的身體上，除了和胃癌、糖尿病、骨質疏鬆等疾病有關外，「高鹽」的攝取也會引起水腫問題，很多女性常常覺得自己下半身肥胖，但其中有很大比例是因為水腫喔！國外的研究也發現，「高鹽」可能直接與體重增加有關。

至於「低纖維」，每個人的胃容量大小，基本上都是固定的，當你飲食中低熱量的蔬菜攝取少，相對的，高熱量的碳水化合物（全穀雜糧類）、蛋白質（豆魚蛋肉類）分量就會提升，若沒有特別注意的話，往往蔬菜分量都攝取不足，長時間下來，「高熱量」都被吃進肚子裡。

利用紙摺「熱量碗」＋飲食分量指南，輕鬆達到營養均衡！

外食族長期攝取過多的熱量，加上營養失衡就容易引發肥胖危機，若想瘦身，精算出各種食物的熱量、營養素比例，是不是就能瘦下來了呢？其實並沒有想像的這麼簡單！

第一，每樣食物基本上都含有三大營養素「蛋白質、脂肪、碳水化合物」；第二，三大營養素具有不同的熱量；第三，每一樣食物的營養構成都很複雜，舉例來說，一塊100g的豬里肌肉裡，就含有「蛋白質22.3g（大約89.3大卡）」＋「脂肪10.3g（大約93大卡）」，大約等於182.3大卡。如果減重過程中，每一樣食物都需花這麼多力氣去計算出來的話，最後就會把自己逼到絕境，然後直接放棄減重！

所以，我認為減重第一成功要件，就是「簡單執行」。

不需要使用困難的計算方式，只要注意均衡分配三餐中「食物種類」，就可以達到營養均衡了。關於「食物」攝取分量，「衛福部建議每日飲食指南」是很好的參考標準，再搭配對應本書附贈的「熱量碗」（請見本書P49），就可以知道自己攝取的熱量大約是多少，同時達到營養均衡了！既簡單，又好執行！

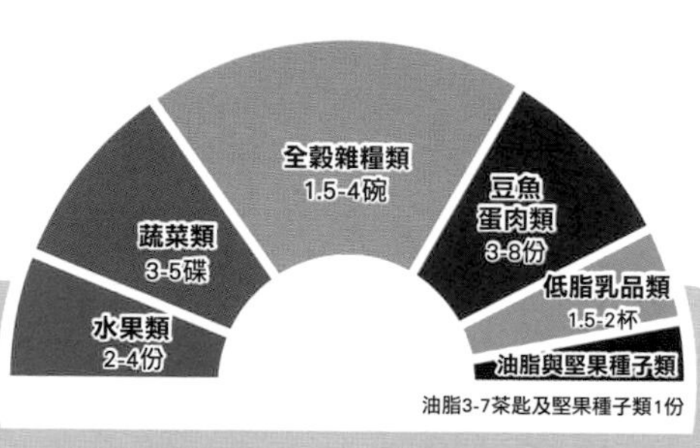

「衛福部建議每日飲食指南」
利用本書附贈「熱量碗」對應：

資料來源：衛福部「每日飲食指南」107 年版

食物分類	衛福部建議飲食分量	對應本書熱量碗分量
水果類	2～4 份	約 2～4 碗
蔬菜類	3～5 份	約 1.5～3 碗
全穀雜糧類	1.5～4 碗	約 1.5～4 碗
豆魚蛋肉類	3～8 份	約 3/4～2 碗
乳品類	1.5～2 杯	1 杯＝ 240c.c.
油脂與堅果種子類	油脂 3～7 茶匙及 堅果種子類 1 份	油脂類 1 茶匙（t）＝ 5c.c. / g 堅果種子類 1 份＝ 5～10g

想要健康的瘦身，養成「倒三角型」吃法！

想健康地瘦身，早、午、晚餐規律吃是非常重要的！同時最好養成「倒三角型」吃法。所謂倒三角形，不是指到了晚上必須吃的非常非常少，三餐原則如左：

早餐不限制：早餐吃的食物，一般來說熱量可以不太限制，主要是因為白天我們要學習、工作、勞動等，所以身體消耗的能量會比較高，這時候即使吃了較多高熱量的食物，也不容易在體內堆積；此外，一般而言，早餐其實是三餐中最難吃到大量蔬菜的一餐，前述提到胃容量是固定的，當你低熱量的蔬菜吃的少，自然高熱量的食物就會吃的多，但這種情況若發生在早餐，其實就不必太擔心，如果有的時候真的想吃高熱量的漢堡當作「早餐」，其實也沒有什麼關係。

午餐吃得飽：到了午餐就必須開始有「蔬菜」出現了，一般來說，麵店、自助餐，甚至是便當要出現蔬菜都不會太困難，但外食族一般蔬菜攝取量都明顯不足，請記得，攝取了足夠的蔬菜，自然高熱量的主食（碳水化合物——全穀雜糧類）與主菜（蛋白質——豆魚蛋肉類）就會吃得比較少，所以午餐還是可以吃得很飽。

下午茶時段往往是上班族容易鬆懈的時候，炸雞排、紅豆餅、蔥油餅、麵包、含糖飲料……等點心，都是高熱量的食物，如果你也淪陷了，那麼減重就更困難重重了！這時候，建議把水果當作點心，健康又無負擔。

晚餐熱量少但分量不能少：晚餐是壓力大的上班族最容易想要大吃大喝的一餐，往往此時飲食控制最容易破戒！但到了晚上，人體的代謝慢慢下降，加上一般人都下班了、處於一種「放空」狀態，所以耗能其實比白天低的多；人體消耗的能量少、若吃進來的熱量多，當然會將消耗不了的熱量，轉換成脂肪囤積起來，所以晚餐就是三角形最尖的那端啦！

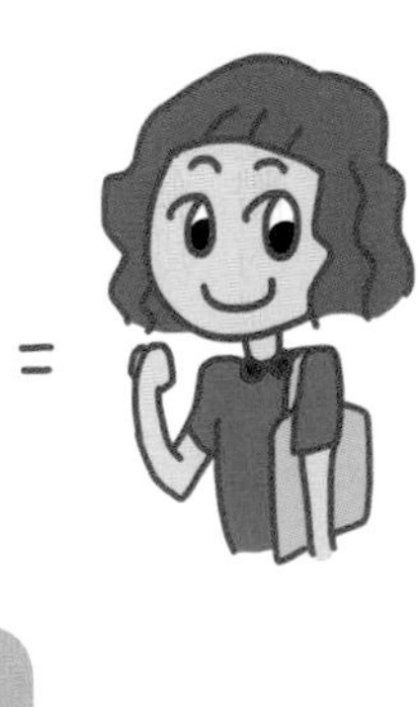

一頓豐富的早餐，可以讓我們的身體從「待機」轉換成「開機」狀態。

所謂最尖端，不是說你必須要很可憐的、吃的非常少，而是說「熱量少但是分量不能少」，因為我們不會到了晚上胃就自然縮小，所以晚餐還是要讓自己吃得飽不挨餓，這時候就必須著重在熱量較低的蔬菜，也可以順便彌補早餐沒有吃到的蔬菜分量。蔬菜多，主食、主菜自然減少。**也因此，我才建議以富含蔬菜、熱量獲得控制的包瘦湯來取代晚餐！**

簡單的說，早餐吃得最好（主食、主菜為主），午餐吃得剛剛好（除了主食、主菜外，要開始有蔬菜），晚餐吃得最少（蔬菜為主，主食、主菜為輔），就是對瘦身絕對有幫助的「倒三角型」吃法。

不吃早餐？反而越來越胖！

台灣有大約一半的上班族，無法天天規律地吃早餐，或常常會忽略而不吃。
一日之計在於晨，一早起床，我們所有的器官仍在緩慢的運作中，當然代謝也是慢的，這時候就需要一頓豐富的早餐，讓我們的身體從「待機」轉換成「開機」狀態。研究證實，早餐不吃或吃得不均衡豐富，肥胖比例明顯較高。

通常不吃早餐的人，因為補償心理，午、晚餐吃的量反而相對較多，身體也會因為飢餓感增加、而提高對食物的吸收；有研究發現，如果早餐吃的豐富，熱量會慢慢地在身體代謝，反而會降低午、晚餐進食的欲望與分量，所以，別再納悶：「為什麼我一天才吃兩餐，反而越來越胖？」，好好吃早餐就對了。

早餐尤其需注重碳水化合物與蛋白質的來源。碳水化合物建議多攝取「未過度精製的」全穀雜糧類，如全麥麵包、燕麥片、雜糧饅頭等，除了提供人體能量來源，還富含每天身體都需要的多種維生素、礦物質與膳食纖維。

蛋白質主要功能是建造修補組織，也是體內代謝反應酵素的主要來源，所以，缺乏蛋白質除了會影響到免疫系統、組織完整外，還會影響到正常的身體代謝，因此攝取優質的蛋白質，是瘦身絕不可忽視的部分，牛奶、豆漿、水煮蛋，都是很好的選擇。

不想越吃越胖，10個舊觀念先破除！

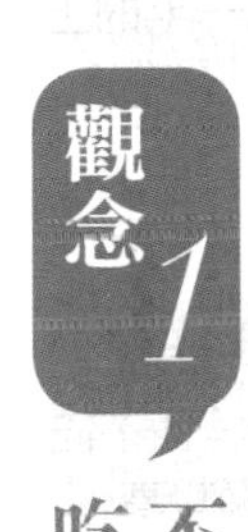

觀念1 不是餓肚子就會瘦，吃飽飽還能瘦才是王道！重質不重量！

常常很多人會說：「我已經吃很少了為什麼還是瘦不下來？」整天吃的熱量很少，但是均衡度極差，有一餐沒一餐，認為吃的越少越容易瘦身。其實不論是要減重或是維持身體的健康，以下觀念一定要建立。

①**定時定量**：吃飯時間到了，即使肚子不餓還是要吃點東西，若是手上正好有工作要忙，也可以吃點簡單方便的食物，例如無糖豆漿搭配麥片、蘇打餅乾……等，當餐不吃，可能會在不該吃東西的時間胃口大開，吃更多，或是使得下一餐的吸收率更好。

②**食物的「質」比「量」更重要**！每餐都要吃得均衡，所謂均衡就是「全穀雜糧類＋豆魚蛋肉奶＋蔬菜」，你可以每樣食物都吃很少，但是不可以當餐只有一樣東西，例如只吃一碗「陽春麵」，你可以選擇「牛肉麵＋燙青菜」，雖然後者熱量可能比較高，但是均衡度是夠的，各種營養素在胃裡互相作用、降低消化吸收率，也會讓飯後較不容易餓、血糖不容易飆高，可以順利撐到下一餐再吃。

觀念2 肚子不餓的時候就可以不用吃東西？定時定量，減重已成功1／3！

不吃東西就可以減肥嗎？一般人都是這樣想的，其實，這樣的觀念不正確！因為長時間不吃東西，會造成低血糖、刺激交感神經，使交感神經興奮，易導致焦慮、情緒不穩。此外，沒有養成定時定量的習慣，時間久了，除了會影響到腸胃的正常機能與蠕動頻率，還會造成消化系統因為不知道什麼時候會有食物進入身體，導致每一次進食都會增加食物的吸收率，反而造成減重的反效果！定時定量絕對是控制體重的一大重點，即使胃口比較大，如果可以確實執行定時定量，其實你的減重已經成功1／3。

所謂的定時定量，不見得一定是早餐8點、中餐12點、晚餐6點，可**依照自己的工作、生活來規劃，一旦規劃好了就要確實執行**，建議製作飲食記錄來幫助維持。其次，**增加纖維攝取，讓定時定量更容易執行**，例如以糙米取代白米，因糙米纖維比較不好消化，可以讓食物在胃腸道裡停留比較久的時間，較不容易餓。**第三，可利用點心維持定時定量**，注意點心需與正餐間隔一定時間，點心內容以水果、流質食物等為佳，早、午餐和午、晚餐之間搭配2次點心，可幫助正餐的定量攝取。當點心一不小心吃太多，記得一定要調整下一餐吃的量。

觀念3 油脂不是萬惡，均衡飲食才是瘦身之道

攝取營養，請記得，要以食物為主，而不是食品！減重的人更是最好少吃加工食品，而以天然食物為主。衛福部建議國人每天要攝取六大類食物，包括：「全穀雜糧類、豆魚蛋肉類、乳品類、蔬菜類、水果類、油脂與堅果種子類」，除了每種食物中含有各類人體正常運作所需要的營養素外，各類食物在身體中也會互相影響、有著協同作用。

例如，飲食中的油脂除了含有熱量外，其實也含有豐富的維生素E，而脂溶性維生素（ADEK）、天然色素（β-胡蘿蔔素、葉黃素、玉米黃素等）營養成分，被人體吸收利用時，也需要仰賴油脂的協助……減重過程中若完全不吃任何油脂，長時間下來就會影響到許多營養素的吸收，維生素在人體內參與多種生理反應與熱量代謝，也就是說，長期不攝取油脂，並不會瘦下來！反而會影響到身體代謝，引發肥胖。

簡單說，各類食物提供給身體不同的營養素，不同營養素對人體的作用則是環環相扣、缺一不可的！就像齒輪一樣，其中一個不動了，也就無法帶動其他齒輪轉動，身體的代謝就會因而崩壞、瓦解，減重就跟著失敗了。

觀念4 白天吃很多、晚上都不吃東西就會瘦？

①**晚餐不吃會增加吃宵夜的機率**：從午餐到晚上空腹時間過長，也許你在晚餐時間並不感覺餓，但到了晚上9、10點，可能就會有飢餓感了，這時候心裡又在掙扎到底該不該吃？其實，這時候不論吃或不吃都是錯誤的，吃的話可能時間過晚，影響到睡眠品質。主要原因是一旦進食就會刺激胃酸分泌，可能引起胃食道逆流，若經常發生會傷害到比胃黏膜還要脆弱的下端食道黏膜，造成食道糜爛、潰瘍，也有不少比例的人會轉變成食道癌；若不吃的話，帶著飢餓感睡覺、也會影響到睡眠，甚至會導致下一餐（隔日早餐）的吸收率更高。所以最好的預防方式就是晚餐時間一到就要吃！

②**晚餐時間不可以過晚，睡前3～4小時不要進食**：每種營養素在腸胃道消化所需要的時間皆不相同，大致上消化速度的快慢為「澱粉（1小時）→蛋白質（2～3小時）→脂肪（約4～5小時）」，如果不希望影響睡眠品質的話，最好在睡前4小時內，盡量不要進食，且降低脂肪攝取量，若因特殊情況需進食，則應以消化吸收速度較快的「流質食物」為主。

③**晚餐應以低熱量的蔬菜為主，搭配少許的全穀雜糧類、豆魚蛋肉類**：除了注意進食時間之外，食物的挑選也很重要，若不考慮調味方式的話，一般而言，

主食（全穀雜糧類）與主菜（豆魚蛋肉類）的熱量，會比配菜（蔬菜類）來得高，但到了晚上，一般來說工作與學習也結束了，身體所需要的熱量自然也減少，不像白天工作時間需要較多熱量，這時再過度攝取，就很容易囤積在體內，轉化為體脂肪。

晚上有運動習慣的人該怎麼吃？

減重時每一餐都要吃，即使是晚上下了班後要運動，也要正常飲食。但建議把晚餐的內容一分為二，分成運動前、後進食，晚餐吃太飽，血液會跑到腸胃進行消化吸收，就會影響到運動的效果。適量的分配食用，可以讓四肢有充足的血液來幫助運動與消耗熱量。

- 「醣類是人類運動的能量來源」：運動前1小時適度攝取些澱粉食物，可避免運動時發生低血糖的危險。

- 瘦肉(肌肉組織)是體內燃燒熱量最快速的部分，而蛋白質是構成肌肉組織的重要成分，運動前、後若都能補充蛋白質，對打造肌肉是相當有幫助的。運動前可選擇少量肉、魚等需要時間消化的種類，運動後30～90分鐘內，以容易吸收的牛奶、豆漿、優酪乳等避免影響睡眠品質。

- 運動結束若有嚴重的飢餓感，除了蛋白質食物外，可以搭配蔬果增加飽足感。

- 白天運動的人，運動前吃點澱粉類食物，其他食物於運動後再吃也不必擔心影響睡眠。

觀念5 吃低卡、無糖食物就會瘦？低卡陷阱！養成看「營養標示」的好習慣

想吃又怕胖，低卡食品成了減重者選擇的途徑之一，許多名人也都是藉由低卡零食來解饞維持身材，造成這類產品在市場上熱銷引領風潮，標榜零卡、低卡、無糖等食品，也成了許多廠商積極開發主打的目標。然而，藉由吃這些產品，真的能有助於控制體重嗎？選擇低卡食品真的會減輕身體的負擔嗎？事實上，無糖並非真正等於0糖分，低卡食品若無限制食用，熱量也可能超標；更何況，市面上以零卡或低卡為宣稱標示的食物，多屬於飲料、餅乾等零食類，雖滿足了口腹之慾，但「零食」依舊是「零食」！

此外，這些低糖、無糖、低卡、零卡等食品，為了保持食物的口感及味道，添加了許多色素與香料，長期食用下來不僅無益於健康，反而會因為攝取了太多化學成分，而造成肝臟的負擔。

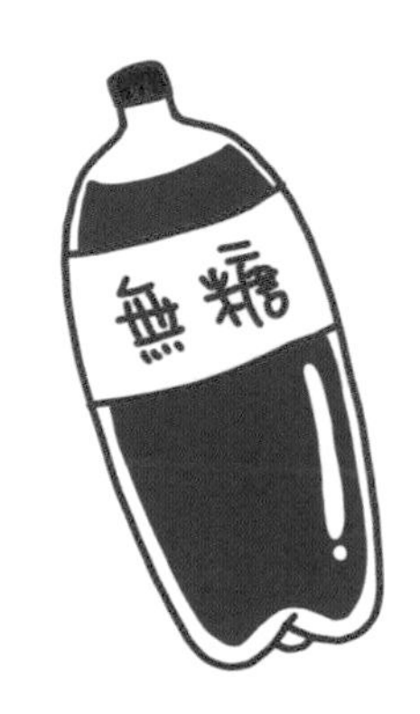

維持體重很重要的一個動作就是要養成看「營養標示」的好習慣！

政府規定包裝產品必須包含：「熱量、三大營養素（蛋白質、脂肪、碳水化合物）、鈉」的營養標示，供消費者檢視，現代人也越來越重視這個部分了，營

養標示除了可以讓我們知道吃進這些食物所攝取的熱量多寡，也可以同時知道上述提到的三大營養素與鈉（鹽）含量是否過高。

需注意的是，為了刺激消費，部分業者會在包裝上面動手腳，使用「天然」、「健康」、「純素」等廣告字眼，讓消費者誤以為吃這些食物就可以讓體重下降，這並非事實，如果吃太多「偽健康」食品，反而會使體重飆升。另一種容易引起錯覺的陷阱是，食物標榜的是「減少」脂肪、「減少」熱量，而非「低」脂、「低」熱量。此外，很多食品也會以「低」、「輕」、「少負擔」等字眼，讓民眾在選擇此類商品時，會產生可減少身體負擔的錯覺，提醒讀者要特別小心。

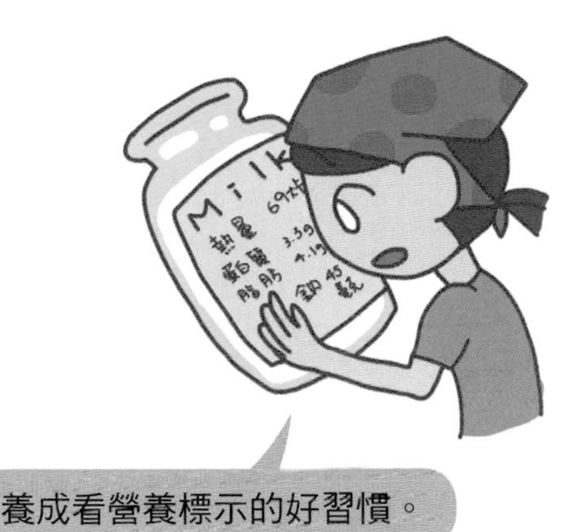

養成看營養標示的好習慣。

無糖、低卡、無熱量、0 脂肪的官方規範：

1. 無糖：當食品糖分每 100g 之固體（半固體）、或每 100ml 之液體所含該營養素量不超過 0.5g，則可標示為「無糖」。
2. 低卡：固體食品每 100g 所含熱量不得超過 40 大卡才能宣稱為「低卡」。
3. 零卡：每 100g 之固體（半固體）或每 100ml 之液體所含熱量不超過 4 大卡的條件，才能以「0」熱量標示。
4. 0 脂肪：脂肪檢測值每 100g 不超過 0.5g 得標示為 0 之標準，飽和脂肪之檢測值小於每 100g 不超過 0.1g 規範，則飽和脂肪可標為 0。反式脂肪含量每 100g 不超過 0.3g，則反式脂肪可標 0。

註：根據衛福部的「市售包裝食品營養標示規範」公告

觀念6 挑自己喜歡吃的東西，單一食物減重法真的有效？

許多網路偏方都提到可以挑自己喜歡吃的食物減重，即「單一食物減重法」，宣稱既可以瘦又可以吃到自己喜歡的食物，但是真的有那麼好嗎？

前述已提及，每種天然食物來源，都有其特定包含的營養素，而各種營養素在體內是各司其職、缺一不可的，所以不論是減重或是一般生活，僅攝取單一食物都是極不建議的方式。

單一食物減重法常見的選擇：「香蕉、蘋果、番茄、水煮蛋、麥片」等等。單一食物減重法失敗原因：

執行困難：只吃單一食物，不管再好吃、再喜歡吃的食物，連續多日食用，也會覺得口感單調，需要異於常人的毅力才能徹底執行，因此不容易做到，即使做到，過程也是相當煎熬與痛苦。

容易復胖：單一食物減重初期的減重效果都很明顯（因為熱量通常非常低），但其實所減下來的體重，都不是身體的脂肪，而是水分與肌肉組織，因此即使能夠很迅速地減去體重，一旦回復正常飲食後，體重又會迅速回升，而且會造成身體脂肪堆積更多。肌肉越來越少、脂肪越來越多，就形成所謂的「泡芙型肥胖」。

營養失調：攝取單一食物，時間一旦過長，就會出現營養缺失、電解質不平衡等情況，輕則頭暈、倦怠無力，重則營養不良、掉髮、膚質變差、女性經期失調、損害身體器官，影響身體免疫系統，傷害身體健康。

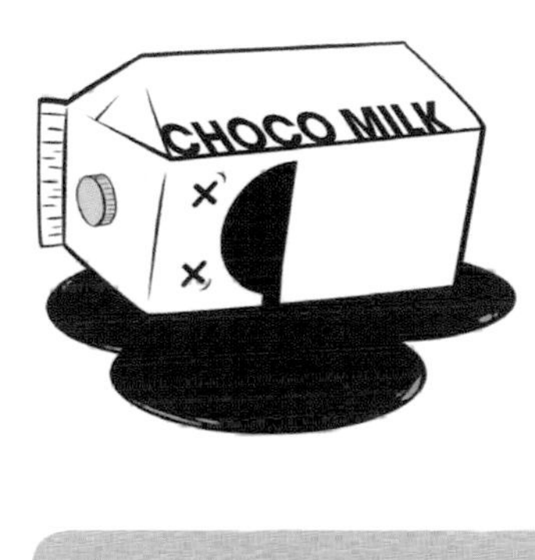

Case

單一食物減重法案例分享：
巧克力牛奶

有一位年輕女生，為了減重，每天都只喝900c.c.巧克力牛奶，一方面因為是自己最喜愛的食物，以為可以維持較久，一方面是熱量標示很清楚。一開始的前兩週，很快速地減掉了5kg。但進行到第4週時，卻發現體重不但沒有繼續降低，反而還復胖，也出現掉髮、皮膚乾燥、生理期紊亂的狀況。

此時，身體的器官及荷爾蒙都已經受傷與失衡了。最常看到的就是病患發生胰島素抗性，即胰島素雖然有分泌，但其作用卻已大打折扣或甚至喪失，導致身體分泌更多胰島素，出現早發性糖尿病與血糖控制不佳的問題，也易形成多囊性卵巢或衍生出婦科疾病，真是得不償失啊！

觀念7

減重可以完全不吃澱粉？

碳水化合物是腦部唯一的能量來源（分解碳水化合物產生的葡萄糖），粗估每個人大腦一天消耗的熱量大約是500大卡（相當於130g碳水化合物）。

使用不吃澱粉的方式來瘦身，當然會導致腦部缺乏能量，進而影響專注力、記憶力、思考等，甚至導致情緒不穩、暴躁。遇到這種狀況，大腦就會把原本貯存在肝臟中的肝醣、當作緊急狀態下的能量來使用，但肝醣儲存量最多只能撐2天左右，等肝醣消耗完畢之後，肝臟就會使用蛋白質來製造糖分。這時候，若體內也沒有足夠的蛋白質，身體就會打起肌肉中蛋白質的主意。即是，「為了腦部而犧牲肌肉」！所以減重過程中不吃澱粉，其實真正減掉的是我們的肌肉（瘦肉組織）而非脂肪。

「碳水化合物」、「醣類」、「澱粉」傻傻分不清楚！

「醣類」，又稱「碳水化合物」，為人體重要的營養素，主要分成四大類：「單糖、雙醣、寡醣和多醣」。在一般情況下，單糖和雙醣是較小（低分子量）的碳水化合物，通常稱為「糖」。例如，葡萄糖是「單糖」，蔗糖是「雙醣」，在日常生活中最常見的多醣之一，就是大家常說的「澱粉」。

當然很多人曾經嘗試「晚餐」不吃澱粉，但這個方式有效嗎？其實道理一樣，雖然晚上身體代謝變低了，但腦部仍在運作，還是需要葡萄糖，且晚上不吃，也會增加宵夜吃澱粉的機率。所以建議在晚餐的時候，可以將澱粉的量減半（低），不足的部分利用蔬菜補充，但是不建議在晚餐時，完全不吃澱粉。

觀念8 我連喝水都會胖，所以減重過程盡量少喝水？

其實白開水本身是沒有任何熱量的，正常情況下喝再多的水，也不會喝進任何一點熱量，那麼為什麼有人覺得喝水就會胖、水腫呢？

① **生理週期**：女性的內分泌（荷爾蒙）週期性變化，會造成組織滲透壓異常，影響水分的代謝，因此很多女性在生理期前一週會開始水腫，體重上升1～2kg，等到生理期結束之後，又逐漸自然恢復原狀，所以生理期之前往往減重會遇到瓶頸，但之後又是減重「黃金期」，體重的降低會很明顯。掌握這種週期性變化，少吃些、多動些，減重就會有意想不到的效果。

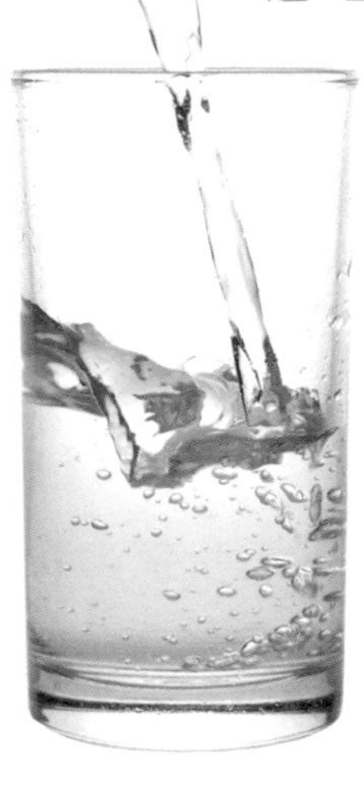

②**飲食不當**：某些食物含有較高的鹽分（氯化鈉），若攝取過量，其中的鈉離子會在腎臟排泄水分的作用中，使大部分的水分子滯留體內無法排出，結果造成水腫，更會使血壓上升。研究指出，吃太多鹽分的人，血壓會比一般人高，也容易造成心臟左心室肥大及動脈硬化，增加心肌梗塞及腦中風的機會；吃太鹹會導致骨質疏鬆症發生，因為當腎臟要排出過多的鈉鹽時，也同時會刺激鈣的排泄，造成鈣流失增加；吃太鹹的人也比較容易發生尿道結石。所以，不只是腎臟病或高血壓的人要限制高鹽食物的攝取量，正常健康的人也不宜吃太鹹、含太多鹽的食物。

請特別注意！水是減重的重要媒介，若攝取不足一定會影響減重的過程及成效，每人每天的應攝取水分，是「標準體重」×「30～35 c.c.／kg」。要提醒讀者的是，咖啡、茶雖都是水分，但因為有利尿的效果，所以若一天內喝了200 c.c.含咖啡因飲品，就必須再額外補充等量的白開水。

不要覺得只有鹹的食物才高鈉！

一般常見高鈉食物：

- 加工食品：肉乾、果乾、蜜餞、豆干、蒟蒻干等
- 泡麵、餅乾、調味堅果
- 速食、醬菜
- 沾醬類

註：
- 英國定義／每100 g食物含鈉500 mg以上定義為高鹽食物。
- 每次購物時可多注意營養標示喔！

觀念9 蔬菜、水果可以無限量地吃？甜的水果才會胖、不甜的水果可以盡量吃？

很多人認為蔬菜水果沒有熱量，在減重過程中可以無限量地吃都不會胖。這是個錯誤的論點！不論是蔬菜或是水果，都有熱量，蔬菜本身熱量是低的，但使用油炸的烹調方式，或添加過多的調味料，例如蠔油茄子或生菜沙拉加很多醬汁，再或者使用勾芡的蔬菜羹等……如此一來，熱量就會節節攀升。

而水果呢？水果的確會隨著甜度不同，而有不同的熱量，但是並不代表吃起來不甜，熱量就很低！許多水果熱量其實也高得驚人，如：芒果、釋迦、香蕉等。那麼維持體重到底可不可以吃蔬果呢？當然可以！蔬菜水果絕對是減重的好幫手。

- 正餐增加蔬菜比例（烹調方式以清炒、燙為主），間接降低高熱量全穀雜糧類與豆魚蛋肉類攝取量。
- 餐與餐之間肚子餓時，水果可用來代替高熱量下午茶：「蛋糕、餅乾、含糖飲料」。水果也是運動後補充糖分的重要來源，有效幫助訓練肌肉量。

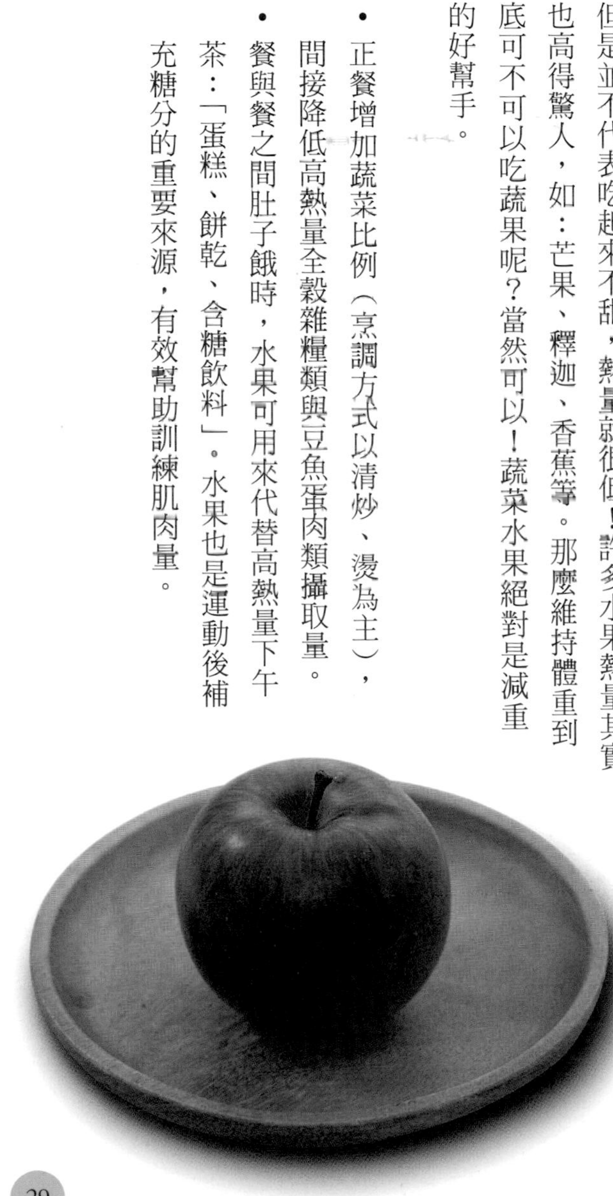

但即使是蔬菜水果，也應注意：「烹調方式、攝取方式、攝取分量」。以水果為例：

① **水果直接吃最好，不烹煮可以保留最豐富的維生素C**。奇異果等需去皮的水果，最好用削皮刀，不要去皮去得太乾淨，以免把外皮的營養跟纖維都一併去掉了。

② **吃水果的時機**：早上較適合吃水果！晚上吃水果對身體較不好的原因，就是水果中含有大量果糖。晚上人體的代謝會下降、大量的攝取果糖卻消耗不掉，就會轉化成脂肪儲存在體內（肝臟）。注意飯後不要馬上吃水果，會讓血糖上升幅度更大，兩餐之間吃水果較好。

小心蔬果「地雷區」！

地雷區1 蔬果乾：蔬果乾看似很健康，但其中隱藏了許多危機。

- 高糖：很多人會感到訝異，因為這些加工水果吃起來並沒有很甜，主要是因為水果本身多半帶有酸味，故會削弱甜味。此外，一般用來加工的水果都屬比較「青」（不熟）或「較不甜的水果」，因此儘管加了很多糖，但吃起來卻不會太甜。
- 高油：坊間大多數的乾燥蔬果加工零食，都經過「油炸」處理、再烘乾，所以儘管外表看起來很「新鮮」，也不「油膩」，但熱量往往比你想像中要高得多。

- 加工過程中，鹽分的使用往往也造就了高鈉蔬果乾。
- 人工色素：為了讓成品外觀好看、香味濃郁，製程中有時還會額外添加漂白劑如亞硫酸鈉，或添加二氧化硫、人工色素，如紅色、黃色色素等，或加入人工香料，這些額外添加物吃多了一定會造成身體負擔。

地雷區2 **蔬果汁**：不論是市售現打果汁，或是家中自行使用食物調理機、果汁機製作，許多人都認為現打蔬果汁健康又無負擔，這其實是個迷思。假若一杯蔬果汁中，蔬菜所占比例較高的話，熱量可能會比較安全；但相反的，蔬果汁若以水果為主，那麼熱量可能就會很驚人！例如一杯300 c.c.現搾柳橙汁，大約需要5～6顆柳橙才能榨成，熱量至少300大卡以上，若天天喝，想不胖都難！超商或賣場販賣的瓶裝果汁熱量也不低，其中更可能有額外的食品添加物。

聰明吃水果

水果與正餐的間隔：水果富含膳食纖維、維生素等，建議食用時間應在飯前1小時或飯後1小時。飯前1小時食用，讓身體能充分吸收並利用水果的營養素。飯後1小時食用，可避免水果在正餐消化中，造成胃部脹氣引起不適。少數水果其中富含有酵素（木瓜、鳳梨、奇異果），可輔助蛋白質食物的消化，可於餐後食用，但大部分的水果，還是在餐與餐之間吃最適合。

水果攝取量為一天2～3碗（即一般說的2～3份）：推薦熱量較低的水果，如芭樂、蓮霧、蘋果、奇異果、柳丁、加州李、蕃茄、棗子、水梨。如果是甜分高的水果，如釋迦、榴槤、荔枝，則應以1/2碗為一份，切忌不要一次吃完整天的水果量。根據對「脂肪肝患者」的飲食習慣問卷調查，有許多人常以大量水果代替蔬菜以及喝罐裝咖啡或蔬果汁的習慣。

當季當令品質好：水果最好選擇當季、當令，除了價格便宜外，還有農藥少、營養價值高的優點。

註：富含鞣酸的水果，如番茄、柿子，容易與胃酸作用形成不溶解的塊狀物，引起腸胃脹痛，應避免空腹食用。

觀念10 想吃甜食可以大量使用代糖？

很多人會胖的原因就是嗜甜如命，可以不吃正餐，但甜點、含糖飲料就是戒不掉，導致體重失控。為了可以吃甜食又可以控制體重，許多人就會轉而選擇「代糖」。但是代糖真的可以騙過我們的身體，輕鬆控制體重嗎？

①越吃越胖！美國研究指出，人工代糖會刺激食慾，讓你不知不覺吃更多：

美國普渡大學（Purdue University）的研究顯示，雖然我們的味蕾能夠感受到人造代糖的甜味，但身體卻會因為吸收不到與甜味相關的熱量，為了補足而增加食慾。因為人工代糖會讓人忘記自然甜度的味道，干擾身體控制熱量的能力，最後反而會不自覺吃下更多熱量，導致增胖。另外這些代糖、代脂也很容易造成健康傷害，像無糖產品常使用的麥芽糖醇，不利於消化，吃多可能會拉肚子，甚至有脹氣過敏的反應。

②化學合成增加身體負擔：

「美國臨床營養學期刊」中有研究指出，大多數含阿斯巴甜等人工甘味劑的飲料，可能會對胎兒造成傷害，容易造成懷孕未滿37週就早產，或是有造成癌症、心血管疾病的風險。

8個好記的減重關鍵句

1.「要減脂、而非減重。」

神級減肥，不在於快速瘦，而是真正減脂、不復胖。許多人使用錯誤的減重方式，也許初期瘦得很快，但是復胖速度更快，主要都是極低熱量飲食或是斷食法等錯誤方式。

當極度缺乏熱量時，身體會先分解糖分、脫水（這個階段會覺得瘦得最快），接著是分解肌肉，在真正燃燒脂肪之前，人體的肌肉組織已經流失了一部分，且身體的基礎代謝也會被破壞而降低，這時候去測量體重、會發現瘦了很多，再加上極低熱量或斷食法，你也撐不了太久，等恢復以前的飲食方式而攝取過多的熱量時，多餘的熱量又會變成脂肪儲存起來。這就是為什麼用飢餓的方法減重時，只會減掉你的肌肉組織，而復胖時就會累積越來越多的脂肪，也就是所謂的越減越肥。所以真正健康不復胖的減重，應該是要減少脂肪。

① **減重速度不貪快**：每個月2～4 kg。

② **飲食外還要配合運動**：訓練肌肉組織維持新陳代謝（阻力、有氧訓練）。

③ **足夠飲水量**：每人每天的飲水量，應以自己的標準體重乘以30～35 c.c.，一般人平均應攝取量為2500～3000 c.c.／天。

④ **用全穀雜糧類取代精緻甜食，增加飽足感**：如全穀根莖類、豆莢類、種子類等。

⑤食物分小塊食用。

⑥飯前喝點清湯降低正餐食物攝取量。

2.「油、糖、鹽要少，辛香料替代。」

外食一族最常見的問題就是三高一低（高油、高鹽、高糖、低纖維），當然其中隱藏了許多熱量，所以隨著外食族比例越高、肥胖比例就越高！高鹽常見陷阱如泡菜、蜜餞、調味堅果、海苔、穀物即溶包、麵包、麵條（鹽分明顯比米飯來得高）等！調味料是最容易被忽略的盲點：

①醬料越濃／稠，熱量越高：例如醬油膏＞醬油熱量。沙茶醬熱量（100g／720大卡）直逼沙拉油熱量（100g／850大卡）。

②（優選）醬料排行榜：白醋＞魚露＞烏醋＞芥末醬＞和風醬油＞醬油。

③（劣選）醬料排行榜：沙茶醬＞花生醬＞沙拉醬＞油醋醬＞煉乳＞蠔油。

解決調味料帶來高熱量的方式：

①稀釋醬料：烤肉時，將市售烤肉醬加水稀釋。

②天然食物替代：利用天然食物的風味來壓縮加工醬料的使用量。

酸味：檸檬、鳳梨、番茄、芒果（當季水果）

甘味：香菜、草菇、洋蔥、香草、紅棗、黑棗、枸杞

辛香料：胡椒、八角、蒜、薑、酒、花椒、肉桂、山葵粉、香蒜、薑黃粉

糖醋：糖、白醋、香醋、高粱醋

3.「水分是動力，能有效讓脂肪代謝、燃燒脂肪。」

減重過程中，水分是十分重要的！人體60～70%由水組成，水分也是身體生理反應所不可或缺的物質，當身體缺水時，代謝自然會受到影響，當然減重效果也會打折！足夠的水分可以維持身體正常代謝、排除體內的老舊廢物，並促進體內循環，有助於減重不復胖。

根據美國《肥胖》期刊研究，將55至75歲成人共48名，分為2組進行低熱量飲食，其中一組每天三餐前先喝500 c.c.的白開水，3個月後共減輕7 kg，有人甚至減了2 kg，而沒喝水組共減輕5 kg。研究近一步發現，有喝水組的減重速度較快，減4 kg只需5星期，而沒喝水組則需要9星期，研究也追蹤發現，繼續維持飯前喝水習慣者，不但沒有復胖，體重還可再減輕。

想要成功減重，先看看你水喝夠了沒？

1. 每公斤標準體重每天需攝取30～35 c.c.。
2. 避免利用含糖飲料取代白開水。含糖飲料通常糖分過多（而且主要是人工合成的果糖），其配料（珍珠、粉條、布丁）熱量偏高，1杯全糖飲料內含糖分往往超過10顆方糖的量！
3. 無糖綠茶雖然沒有熱量，但仍不建議取代白開水。

4. 不喜歡喝水的人，可以添加少許新鮮茶葉、蜂蜜、檸檬、酸梅等調味，讓自己養成喝水習慣後，再將調味減量。

5. 避免牛飲！喝水應少量多次，以白天為主、晚上為輔（避免水腫、夜尿影響睡眠品質）。

6. 所有液體、湯品，都計算在一天需攝取的水量裡，但以白開水為主！

4.「心情愉快＋尋找好朋友支持，瘦更快！」

減重過程最常碰到的問題就是「中途放棄」！很多人在減重的時候，總會覺得自己是在「受苦」，殊不知，一旦情緒受到影響，也會讓減重的效果打折。所以，減重過程中，請放輕鬆，保持心情愉快！請「享受」減重過程，並藉著體重計上的數字減少，獲得最直接的回饋。

除了保持愉快心情之外，減重若有「同儕壓力」，效果更好。建議找三、五好友一起從事飲食控制與運動，彼此互相提醒、監督，將有助於維持減重動力，並持之以恆；如果找不到一同減重的朋友：也可以跟周遭的親友大聲宣告：「我正在減重！」讓朋友們一同監督，也可以降低朋友們找你聚餐的機會。

5.「監測體重、懂得獎勵！」

減重的過程中，大家最想知道的就是減了幾公斤、體脂肪降多少？這當然很重要，但過度頻繁地測量體重，卻也有可能讓「助力」變成「阻力」。建議減重的讀者，養成一週2次、定期測量體重的習慣，可以瞭解自己減重成果，幫助調整減重方法。請盡量維持固定時間、相同服裝、相同儀器來測量體重，並紀錄變化。

吃大餐之前、之後，分別測量體重，可以知道自己因為大餐增加了多少體重，鞭策自己之後需要更努力執行減重計畫，這種特殊測量就是一種「助力」！相反的，每天都測量，但體重並不會每天有太大的變化，就算有，大部分也是水分的影響而並非真正的體脂肪變動，有些人反而會因為體重的0.1、0.2公斤變化，而影響了心情、代謝，甚至因此放棄！這種過度頻繁的監測，就會造成「阻力」！所以，基本上不建議每天測量體重。

若體重數字降低到自己的目標，記得給自己一點小獎勵！但千萬別做「吃大餐」這類破壞減重計畫的獎勵方式，建議可以買件漂亮且尺寸更小的衣服、去戶外玩多拍拍照、做一餐自己喜歡吃但又符合分量的美味餐點……等。

6.「好吃東西要藏好、分裝成小包裝。」

減重過程中真的處處充滿了誘惑，其實有些誘惑是可以避免掉的，若家人購買零食、點心，請養成收納好的習慣，讓自己不要隨時都可以看到那些高熱量食物，利用心理層面騙過自己的食慾。

許多家庭喜歡去大賣場購買大包裝、價格較便宜的產品，有時候一拆開就覺得應該要把它吃完，當然熱量就會破錶，所以養成習慣分裝小包裝是很重要的。使用小碗盤、冷色系餐具。紅、黃色等暖色系，會讓人食慾增進、胃口大開，藍、綠色等冷色系的餐具較不會，尺寸小的碗盤可以欺騙大腦，讓食量縮小，進而漸漸減少食慾。

食慾不單只是生理狀況，也會受到心理作用影響，有時候我們不是真的感到飢餓，只是無聊、打發時間時嘴饞就想吃東西，這裡提供一些小技巧，可以避免吃下不該吃的熱量！

① **吃完正餐馬上去刷牙：**有研究發現口腔乾淨可以降低食慾。

② **不要讓自己無聊：**一無聊時就會想吃東西打發時間，做家事、運動、打電動都可以分散注意力。

③ **其實是身體缺水：**時間一多就容易想吃東西，但是嘴饞有可能是身體缺水了，要想想是不是該喝點水！

7.「減重停滯期，轉換方式騙身體、避免復胖。」

減重過程中，最擔心遇到停滯期，也最容易在停滯期放棄！如何避免停滯期？請留心這幾個重點：

減重速度不可以過快：通常減重速度過快，都是將身體的水分與肌肉減掉，停滯期很快就出現了。

飲食外還要搭配運動：初期可以先以飲食為主，慢慢將運動加進來。運動方式建議如下：

有氧運動＋肌力運動：可以增加燃燒脂肪的效果，和加強曲線的鍛鍊，經由肌力訓練所產生的肌肉，才是燃燒脂肪的主角，每次的運動中，進行30～60分鐘的有氧運動，再搭配10分鐘的肌力訓練。有氧運動包含健走、慢跑、騎腳踏車、游泳、有氧舞蹈、直排輪、羽球、網球、跳繩等。肌力運動則以啞鈴操、彈力繩、伸展操、仰臥起坐、扶地挺身等。

每週運動5～6天：如果一天之中，真的找不出30分鐘來運動，也可以分期付款，例如早上、中午爬樓梯10分鐘，晚上健走10分鐘，總共30分鐘，運動的效果不會打折扣喔！不過把運動的時間拆開來，會比較不容易達到運動該有的強度，且沒有搭配做肌力運動，所以還是建議盡量安排一段完整的時間來做運動。

換個時間運動：覺得自己的運動沒有效果嗎？不妨換個時間運動吧！同樣是30分鐘的運動，因為人體新陳代謝的關係，在早上進行的效果會比較好。早上一起來，新陳代謝處於最低的位置，然後會慢慢上升，所以如果在醒來後進行運動，可以讓新陳代謝「提早」上升，一整天的新陳代謝也都提高，就可以消耗更多的熱量了。而且在運動後的6～8小時內，身體還會比平時消耗更多熱量喔！從明天就開始早1個小時起床，運動完，沖個澡，再開始精神抖擻的一天吧！

遇到停滯期，請你：

- **給自己多一點時間、不要輕易放棄！**
- **若你很容易受體重機上面的數字影響的話，請不要每天量體重。**
- **若運動強度不夠，要增加運動頻率與強度。**
- **不要一味降低熱量攝取，小心物極必反、記得要紀錄飲食。**

此外，減重還有一個可怕天敵，就是體重下降後又上升的「溜溜球效應」，這通常是使用了錯誤的減重方式，千萬不要讓自己反反覆覆地忽胖忽瘦，你可能覺得這樣只會影響到自己的外觀而已，但沒有你想像的那麼簡單，反覆胖瘦其實會造成體內非常大的變化，尤其是荷爾蒙嚴重受到影響，不斷發生「溜溜球效應」，會讓你越來越難瘦，產生胰島素抗性、內分泌失調甚至引發嚴重慢性疾病。

飲食紀錄表範例 for example

日期 10/8	時間	內容	註明
早餐	am7:30-7:55	火腿蛋三明治（去邊、沒有塗美奶滋）、冰紅茶中杯	美而美早餐店
早點	am9:05-9:10	糖果 2 顆	森永牛奶糖
午餐	pm12:30-13:00	白飯 1 碗（無滷汁）、滷棒腿 1 隻（約半個手掌、去皮）、炒白菜、高麗菜、菠菜（加起來總共 1 碗）、無糖綠茶 1 瓶（寶特瓶罐）	一般自助餐 茶裏王綠茶
午點	pm3:00-3:12	蘋果 1 顆（小）	
晚餐	pm6:58-7:22	綜合蔬菜湯	自製
宵夜	×	無	
其他	本日運動：慢跑 30 分鐘（pm8:00-8:45） 本日總飲水量：1850-1900 c.c.　睡眠時間：pm11:30-am7:25		

8.「養成紀錄飲食內容習慣，減重已經成功了一半。」

國外研究發現，若你在減重的過程中，養成紀錄自己飲食內容的習慣，那你已經成功了一半了！

人都是健忘的，飲食紀錄可以「真正」瞭解自己每天吃了什麼，看得出來自己的飲食變化與體重的相關性，連一些容易忽略的點心、零食都無所遁形，非常寫實但是非常有效！

飲食紀錄表注意事項：

1. 登記每餐進食時間。
2. 內容紀錄越詳細越好，包括分量：碗、杯、片、匙等，特殊情況：去邊、去鹽、去油、去皮等，都要詳細記錄為佳。
3. 註明處可填寫：常見店家、其他內容等。

飲食紀錄表範例

日期	時間	內容	註明
早餐			
早點			
午餐			
午點			
晚餐			
宵夜			
其他	本日運動： 本日總飲水量：　　　　　　　c.c.　　睡眠時間：		

飲食紀錄表範例

日期	時間	內容	註明
早餐			
早點			
午餐			
午點			
晚餐			
宵夜			
其他	本日運動： 本日總飲水量：　　　　　　　c.c.　　睡眠時間：		

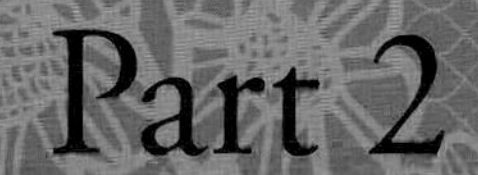

Part 2

準備篇／
一餐換喝包瘦湯，輕鬆瘦下來！
天然低卡好喝又會飽！

瞭解了基本概念後，真正動手執行才有意義喔！
在執行前，所有工具與食材都要準備好，
做包瘦湯才會更簡單。

一天一餐換喝湯，減糖低卡包瘦湯的瘦身原理

講到減重，大家第一個一定會先想到就是「飲食控制」，但是忙碌的你，有時間餐餐準備3菜1湯嗎？**利用製作方式簡單的減脂包瘦湯，來取代平常高熱量的外食，除了熱量獲得了控制，又不失營養均衡**，絕對是減重的一大利器！只要執行上有困難，絕對會影響到減重的效果，導致減重更容易半途而廢，**簡單、方便容易上手**，才是減重計畫成功的第一步。

減脂包瘦湯會瘦下來的原理，其實很簡單，只要將三餐中的一餐，換成減脂包瘦湯，總攝取的熱量會比三餐外食還要低，且因是經過設計的湯品，所以，**營養均衡度高、微量元素足夠，而且又不用挨餓，可以長期執行**，所以容易操作且有效。

建議減重者把**瘦身目標的時間點訂在「八週」**，每週測量2次體重。**前3週是第一階段，將晚餐換成只喝減脂包瘦湯，不吃其他食物**，此時的減重手段以飲食為主；**第4～6週是第二階段，將三餐中的午、晚餐換成喝減糖低卡包瘦湯；最後2週的第三階段，是兩餐喝湯，再額外加上運動**。當然想要瘦得快一點，可以從第2階段就開始加入運動。

兩餐換喝湯，不建議替代早餐，而是以午、晚餐為主，注意！早餐要吃得好，才容易瘦下來。2餐包瘦湯若想增加飽足感，建議是在中餐的湯品裡加入澱粉類，也就是熱量高的盡量放在中餐。若覺得不會飽，可以在湯裡多加一點蔬菜。包瘦湯的湯料要全部吃完，但湯可以不喝完。

減重過程中，除了控制飲食，**第二重要的部分就是睡眠了**！請注意，**晚上11點到早上6點中間，一定要睡覺**，盡量保持在11點前就入眠，正常的睡眠可以幫助身體新陳代謝更順暢。

第三，請養成一餐吃飽、就不要吃點心的習慣！嘴饞時，唯一可以吃的是水果，其他零食、點心請戒掉。水果一天吃2次，1次就是一個小蘋果或橘子的量。（參考P29觀念9）

健康的減重速度，以一個月瘦2~4 kg為佳，因為脂肪代謝需要一定的時間；此外，飲食控制的減重過程，有時會遭遇停滯期，因此運動的加入，也是非常重要的，這是因為人體的新陳代謝，會隨著低熱量攝取而降低，所以後期要用運動來提升代謝，即使一天爬10分鐘的樓梯都好，當然能運動到30分鐘最好。建議是上樓梯，因為下樓梯易傷膝蓋。除了運動可以增加熱量的消耗外，減重中多喝含有辛香料的湯品，能提高體溫，幫助代謝。

日常注意

1、包裝零食、加工食品一律不可吃。
2、保健食品如魚油、鈣片都 OK，平常建議補充綜合維他命，可以幫助身體運作更順利。

如何根據理想體重，設計出專屬自己的減重菜單？

每個人的生活、減重方式與目標都不盡相同，所以一套減重方式絕對不可能適合所有的人，設計好自己的減重方式才可以持之以恆不間斷。因為每道包瘦湯的熱量都清楚標示，所以可以簡單地計算出來，利用包瘦湯可以減掉多少體重。每個人需要攝取的熱量不同，從營養學角度來看，**每減少攝取 7700 大卡，就可減掉 1 kg 的體脂肪**，想減重者，請先從「體重控制者——每日應攝取熱量」公式，算出自己每日應該攝取的「熱量／大卡」，這個結果的熱量，已經比「目前」體重所必需攝取的熱量還要「低」，按照此熱量吃，雖可以減重、但減得可能不多，所以，我希望讀者可以將此熱量為基準再減掉400～500大卡／每日，減重效果會更明顯，這樣的熱量控制每一週大約可減少 3500 大卡，就可減重 0.45 kg！為了達成這個目標，包瘦湯食譜就成了熱量控制最簡便的工具。

「體重控制者——每日應攝取熱量」公式

Step 1：
測量自己「目前」的身高、體重

➡

Step 2：
套入「身體質量指數 BMI」公式，算出自己的「理想體重」
理想體重＝22 ×（身高：公尺）^{2}

⬇

Step 3：

$$\frac{\text{目前實際體重}-\text{理想體重}}{\text{理想體重}} \times 100\%$$

⬅

Step 4：
對照「體重控制者——體型、體力勞動對照表」，計算每日應攝取的總熱量

需注意的是，減重過程中，不建議每天攝取的總熱量低於1000～1200大卡，主因是熱量攝取到這麼低的時候，通常就會有微量元素攝取不足，導致代謝不正常的問題。進一步說，減重幅度不要太大，就是每日少攝取的熱量，不要大於500大卡，這也是因為太快速地減少食量，尤其是體重超重過多的人，就容易偷吃東西，或者是直接放棄，這麼一來減重反而會失敗！

體重控制者 —— 體型、體力勞動對照表：
成年人每 kg 體重所需熱量（大卡）

體力勞動＼體型	體重過重	標準體重	體重不足
	＞10%	±10%	＜-10%
臥床	20	20～25	30
輕閒	20～25	30	35
中等	30	35	40
重度	35	40	45

輕閒：除了通車、購物等約一小時的步行和輕度手工或家事等站立之外，大部分從事坐著之工作、讀書、談話等狀況。

中度：除了因通車、購物等其他事項約二小時的步行和從事坐著之工作、讀書、辦公及談話等之外，還從事機械操作、接待或家事等站立較多之活動。

重度：除了上述靜坐、站立、步行等活動外，另從事農耕、漁業、建築等約一小時（含）以上的重度肌肉性工作。

舉例
for example

小萱：一般上班族
身高 160 公分
體重 65 kg

理想體重
＝22×(1.6×1.6)
＝56 kg

$$\frac{65-56}{56}\times 100\% = 16\% > 10\%$$

對照上表為「體重過重」

因為小萱為一般上班族，體力勞動為「輕閒」
小萱每日所需要熱量為：65×25＝1625 大卡
假設她設定目標為：每日飲食攝取減少 425 大卡（＜500 大卡以內）
則每天總熱量攝取為 1625－425＝1200 大卡，一週即可瘦 0.4 kg

體重控制者得出自己每日應攝取的熱量，接著可參考 P60 的「如何活用 Part 3 或 Part 4 湯品」，就知道該如何安排專屬自己的減重菜單了。

除了喝湯，其他時候該怎麼吃？
「熱量碗」超簡單計量法，輕鬆知道自己早、午餐如何不過量

包瘦湯幫助控制熱量，除了包瘦湯之外的一般餐點，應控制於500～550大卡，但到底該怎麼吃？許多人都會為了減重上網查一堆資料，其中最常見的資料就是「**各種食物的熱量表**」。但是這些資料真的實用或是有用嗎？

請注意這幾個盲點：

1. 食物的重量跟你實際吃的重量不同。
2. 光寫食物的熱量，但是烹調用的油、調味料都沒有計算進去！吃的很開心，熱量卻破錶。
3. 表列食物種類有限，可能有些吃下肚的，根本沒有被列在熱量表上。
4. 相同食物但不同部位，所含的油脂不同，也會有不一樣的熱量。
5. 同樣的商品，不同店家製作、熱量也不盡相同。

不能依賴熱量表，那到底該依賴什麼？

其實，**學會分量計算，才最實在！**

所以，我設計了「熱量碗」計量法，只要將143頁的紙碗剪下來，摺疊成一隻碗，就可以知道選擇的食物分量多寡以及其熱量了。

熱量的超支，最有可能發生的就是在外食，所以在選擇外食分量時，紙碗除了攜帶方便（可放在皮夾中），也可藉著紙碗，評估每類食物攝取的分量與熱量，

幫助讀者更輕鬆控制自己的熱量收支，外食獲得了控制，再搭配減脂包瘦湯，讓減重可以更得心應手。

例如，午餐吃自助餐，吃了這些食物：

白飯3／4碗（210大卡）＋洋蔥雞丁1／2碗（125大卡）＋炒蔬菜2道共一碗（50大卡）＝385大卡

自助餐一道菜的烹調用油大約1t（小匙）／份（5c.c.），相當於45大卡，雞丁和2道炒蔬菜共3份油，光是用油部分的熱量就有135大卡，385＋135＝520大卡，也就是說，對照熱量碗，就知道每餐要吃多少了。

紙摺「熱量碗」

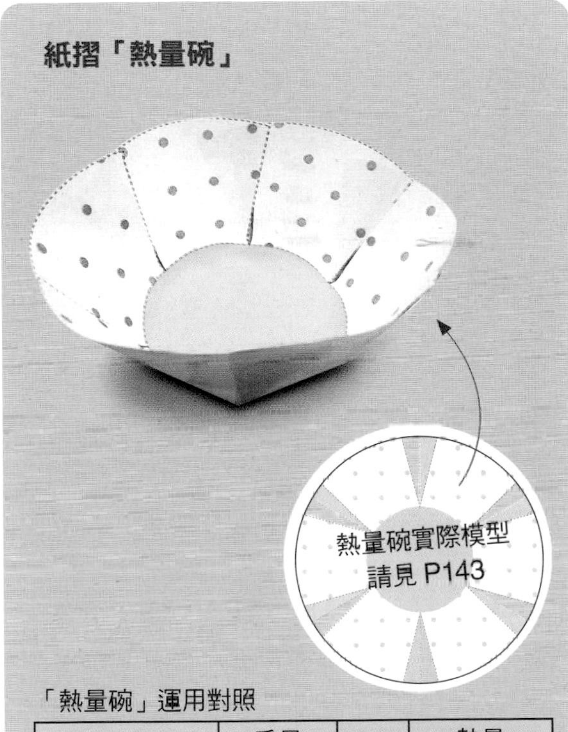

「熱量碗」運用對照

紙碗	重量（g）	分量	熱量（大卡）
全穀雜糧類（碳水化合物）3/4碗	150	3份	210
豆魚蛋肉類（蛋白質）1/2碗	60～80	2份	110～150
蔬菜類 1碗	200	2份	50～60

註：上表尚未將烹調用油計算在內。

5大肥胖類型自我判斷表，建議攝食內容與原則

現代人經常有浮腫、體脂肪超標、手腳冰冷、貧血、睡眠障礙等問題，我們將人們最常碰到的各種問題，歸類為以下5種類型，每種類型需要多攝取哪些食材，才會獲得改善？在左表中的體質特徵裡，若發現自己的體質，符合其中最多的選項，即代表是該種類型，1個人也可能同時具有兩種以上體質。另外，PART3和PART 4中，每種湯品均列出較適合哪一種肥胖類型使用。

停機型	愛美型
□ 反覆錯誤減重 □ 無運動習慣 □ 手腳冰冷 □ 貧血 □ 經血量大 □ 便秘問題 □ 常有氣無力	□ 膚質差 □ 容易長痘痘 □ 睡眠品質差 □ 作息顛倒 □ 胸部大小容易因為體重而受影響
• 早餐吃飽、午餐剛剛好、晚餐吃少 • 避免飲用冰冷飲品 • 養成規律運動與排便習慣	• 均衡攝取勿挑食 • 多利用天然食物取代加工食品 • 每日睡眠、作息規律
促進代謝的辛香料（辣椒、薑黃、蒜等）、牛肉、發酵食物（原味優格、納豆、泡菜）	豆製品、牛奶、黑芝麻、海鮮

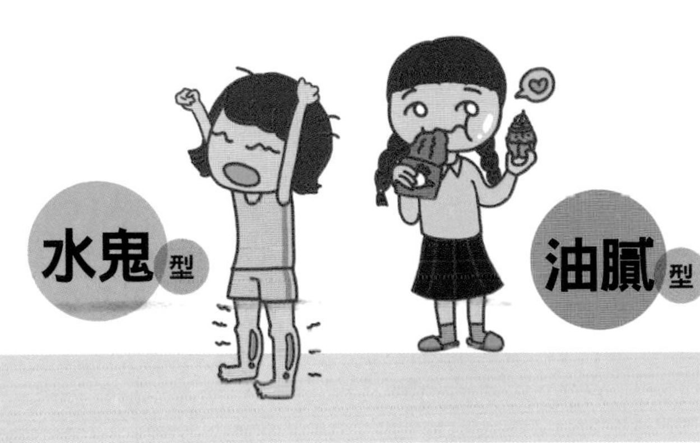

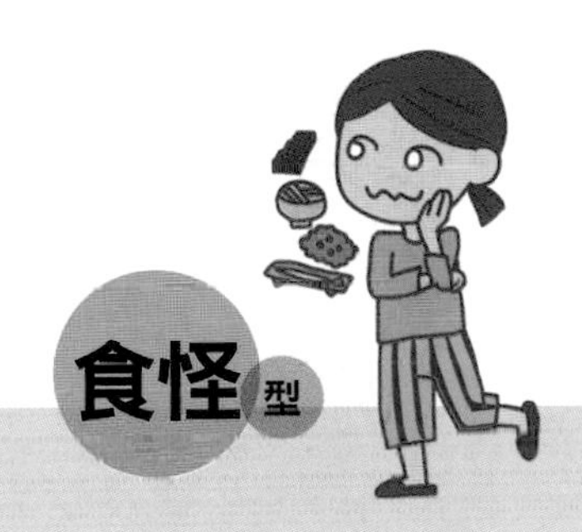

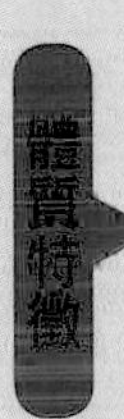

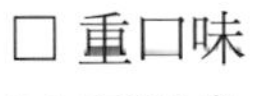

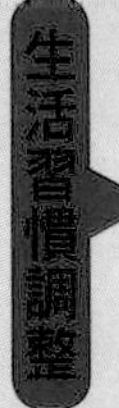

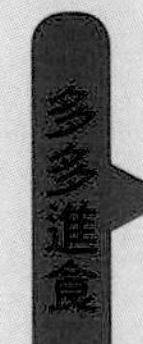

	水鬼型	油膩型	食怪型
體質特徵	□ 重口味 □ 下半身水腫 □ 吃東西喜歡沾醬 □ 早上起床明顯浮腫	□ 體脂肪超標 □ 愛吃油炸類高油飲食（肥肉、皮等） □ 肌肉鬆弛 □ 喜歡甜點（麵包） □ 喜歡含糖飲料 □ 喜歡餅乾、糖果	□ 食量大、常嘴饞 □ 一天多餐 □ 飢餓感明顯 □ 希望用吃東西發洩情緒、壓力 □ 討厭吃蔬果
生活習慣調整	• 口味要清淡 • 降低調味料的使用，調味料味道越濃越要避免	• 降低甜食、烘焙製品的攝取量 • 避免含糖飲料 • 肉類需去除可見的肥肉、皮	• 增加蔬菜攝取量 • 以粗糙食物取代精緻食物 • 增加飲水量 • 定時定量
多多進食	牛蒡、薏仁、紅豆、黑咖啡	綠茶、苦瓜	各式高纖蔬菜、豆製品、地瓜

一個人輕鬆料理的事前準備＋CUT掉脂肪的祕技

電鍋OK：本書準備的減脂包瘦湯食譜，雖是以瓦斯爐作為烹調工具，但讀者若在沒有瓦斯爐的環境時，也可以使用電鍋、微波爐代替，若食物材料不變，只改變烹調順序的話，並不會影響到熱量的多寡。

必備工具：為了讓每餐湯品的分量更為精確與縮短製備時間，建議必備的工具是「電子秤」，它能幫助你更加精準的控制食材分量，也才能精準地控制熱量。

分裝保存：現代人都很忙碌，許多食材可以利用假日一次採購、分裝保存，就能在上班日輕鬆煮出自己的包瘦湯。例如，鯛魚片一次可購買大量，以每次要使用的分量，分裝小包裝冷凍保存方便烹煮。

自熬高湯：此外，趁著週末有空，準備一鍋高湯，就可以讓包瘦湯口感瞬間加倍，本書許多湯品都沒有指定高湯，一是熱量控制的緣故，第二即是可讓讀者自行選擇高湯。

原則上，喜歡清淡口感的人可選擇「蔬菜高湯」、「蝦高湯」，喜歡濃郁口感者，可選「豬骨高湯」，雞肉搭配「雞骨高湯」、海鮮搭配「蝦高湯」，如果真的沒空的話，也可以用市售雞湯塊代替，但仍建議以自行熬煮的天然食材高湯為最優選喔！（高湯做法請見本書P58～59）

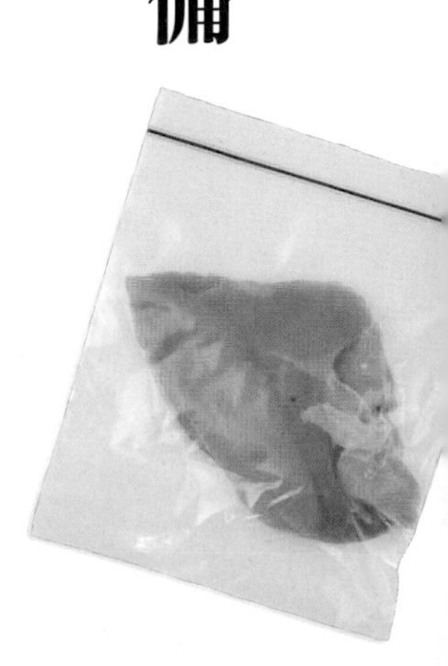

去皮去油：肉類去皮、去油是CUT掉脂肪的基本動作，以蒸、煮、烤代替煎、炒、炸則是從烹調方式上降低脂肪攝取的可能。

食材替代：每種湯品都有自己的風味與特色，其中更是使用了許多不同種類的蔬菜，若家中正好缺少了某種蔬菜也不要擔心，不妨可以利用手上其他的蔬菜做替代喔！

有這些狀況的讀者請注意！

湯品飲用要小心的狀況：有高血壓的人喝湯要限鹽等調味料的使用量；痛風者不適合多喝肉湯、魚湯、海鮮湯等加入動物肉類的湯和香菇湯；胃不好的人要避免空腹喝番茄湯，腎臟病者不適合蔬菜湯。

- 高血壓：可自行調整調味料的使用，降低對血壓的負擔。
- 痛風：富含蛋白質、菇類的食材含有較高的普林，可利用其他食材替換。
- 腸胃不好：番茄富含有鞣酸不建議空腹大量飲用，可替換成別種蔬菜取代。
- 腎臟病：蔬菜高鉀，建議可以降低蔬菜量或避免蔬菜湯。

蔬菜替代法

包瘦湯每一類的蔬菜都可以互相做替代，但因為熱量不同，替代重量需要調整：

種類	每份重量
一般葉菜類	100g
菇類	100g
瓜類	115g
椒類	125g
牛蒡	40g
紅蘿蔔、洋蔥、秋葵	75g
芹菜	150g

舉例
for example

湯品中使用牛蒡40g，若要利用紅蘿蔔取代，就要使用到75g的紅蘿蔔。

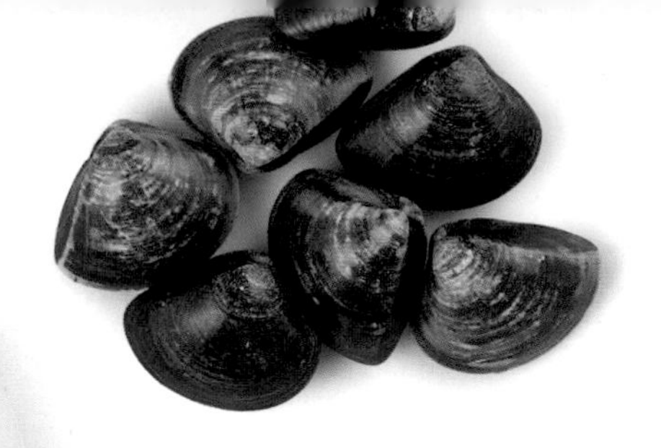

超簡單冰箱保存法，把握「先進先出」原則

類別	保存方式
新鮮肉塊 60g～70g／2份	用鹽輕搓過、再以清水沖洗，可殺菌去腥。濾乾後，以紙巾吸乾，再用密封口塑膠袋依每次用量分裝並攤平、標註日期，再放入「冷凍庫」保鮮2～4週。
鮮蝦 4～6隻／份	冰塊加水、鹽，放入鮮蝦，以長筷將冰塊水往同一方向攪動，可去沙，用保鮮盒依每次用量分裝、標註日期，再放入「冷凍庫」保鮮2～3週。
魚片 60g～70g／2份	以水沖洗乾淨，依每次用量分裝、標註日期，再放入「冷凍庫」保鮮2～4週。注意不要泡水、甜味會流失。海鮮類使用保鮮盒分裝較佳，不會產生腥味、污染冰箱。
蛤蜊 約60g／份	先置放鹽水中浸泡2小時，使其充分吐砂後，撈起沖淨、濾乾。再以保鮮盒存放在「冷藏庫」保鮮2～3天。
蛋類 1顆／份	清洗外殼、擦乾淨，鈍端朝上，放入「冷藏庫」保存。

冰箱保存法食材類別所標示的1份、2份，大約等於衛福部「每日飲食指南」所指的1份、2份。

全穀雜糧類
1.5-4碗
豆魚蛋肉類
3-8份
乳品類
1.5-2杯
油脂與堅果種子類
蔬菜類
3-5份
水果類
2-4份

油脂3-7茶匙及堅果種子類1份

資料來源：衛福部

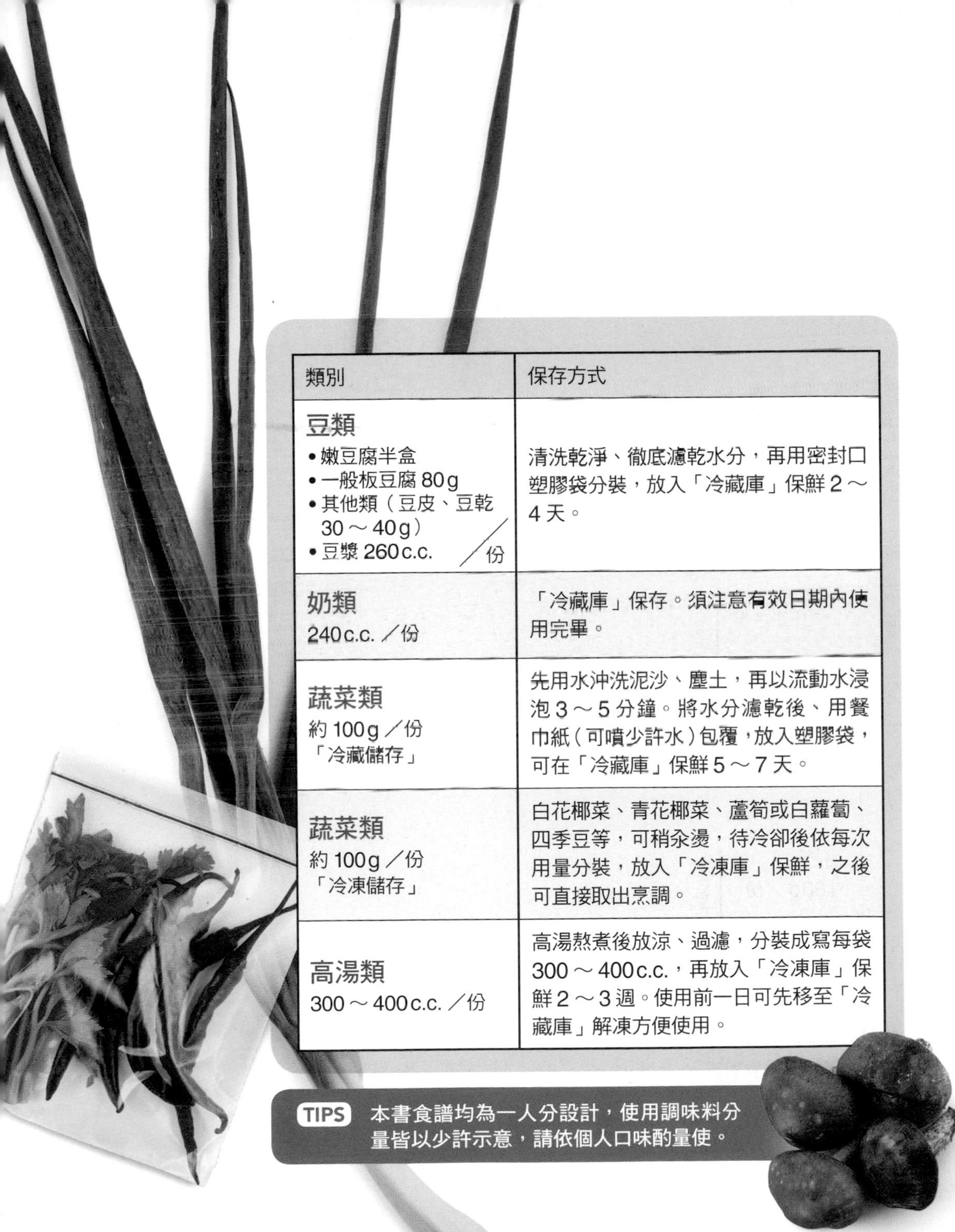

類別	保存方式
豆類 • 嫩豆腐半盒 • 一般板豆腐 80g • 其他類（豆皮、豆乾 30～40g） • 豆漿 260c.c. ／份	清洗乾淨、徹底濾乾水分，再用密封口塑膠袋分裝，放入「冷藏庫」保鮮 2～4 天。
奶類 240c.c. ／份	「冷藏庫」保存。須注意有效日期內使用完畢。
蔬菜類 約 100g ／份 「冷藏儲存」	先用水沖洗泥沙、塵土，再以流動水浸泡 3～5 分鐘。將水分濾乾後、用餐巾紙（可噴少許水）包覆，放入塑膠袋，可在「冷藏庫」保鮮 5～7 天。
蔬菜類 約 100g ／份 「冷凍儲存」	白花椰菜、青花椰菜、蘆筍或白蘿蔔、四季豆等，可稍汆燙，待冷卻後依每次用量分裝，放入「冷凍庫」保鮮，之後可直接取出烹調。
高湯類 300～400c.c. ／份	高湯熬煮後放涼、過濾，分裝成寫每袋 300～400c.c.，再放入「冷凍庫」保鮮 2～3 週。使用前一日可先移至「冷藏庫」解凍方便使用。

TIPS 本書食譜均為一人分設計，使用調味料分量皆以少許示意，請依個人口味酌量使用。

一週7道湯品，如何簡單採買

一週喝7道湯，準備一定很麻煩吧？其實很簡單，只要先決定菜單，趁週末將食材買好，利用分裝、互相搭配，就可以輕鬆搞定！

決定菜單時，首先考慮價格較高的海鮮、肉類等蛋白質，再對照全書食材索引（請見本書附錄140頁）做選擇。

表 1

表 1 的 4 道減脂包瘦湯食譜，材料中均有棒腿，那麼棒腿可以一次採買 4 隻。

山藥豆漿雞湯
- 棒腿 1 隻
- 無糖豆漿 250c.c.
- 紫山藥 110g

蘋果紅棗養顏雞湯
- 棒腿 1 隻
- 蘋果 130g
- 紅棗 5 顆
- 米酒 1t (5c.c.)
- 嫩薑 少許
- 枸杞 少許
- 鹽 少許

紅棗枸杞麻油雞湯
- 棒腿 1 隻
- 紅棗 5 顆
- 黑麻油 1t (5c.c.)
- 米酒 1t (5c.c.)
- 枸杞 少許
- 老薑片 少許
- 醬油膏 少許

冬瓜蛤蜊薏仁湯
- 棒腿 1 隻
- 蛤蜊 10 顆
- 薏仁 20g
- 冬瓜 110g
- 嫩薑、鹽 少許

表 2

其中一道含有蛤蜊，再對照全書食材索引，發現表 2 的 2 道食譜均含有蛤蜊。

奶香蛤蜊山藥鮮蔬鍋
- 蛤蜊 10 顆
- 低脂牛奶 240c.c.
- 山藥 110g
- 紅蘿蔔 20g
- 青花椰菜 40g
- 玉米筍 3 根
- 新鮮香菇 2 朵 50g
- 蔬菜高湯 200c.c.
- 薑絲、鹽 少許

鮮蛤馬鈴薯牛奶湯
- 蛤蜊 10 顆
- 低脂牛奶 240c.c.
- 馬鈴薯 100g
- 青花椰菜 100g
- 白胡椒粉、鹽 少許

表 3

也同時有低脂牛奶食材，同樣使用低脂牛奶作為材料的，尚有表 3 的牛奶五穀湯。

牛奶五穀湯
- 低脂牛奶 240c.c.
- 即食燕麥片 40g
- 蜂蜜 20g
- 芝麻粉 9g

表 1 ＋ 2 ＋ 3 總計 7 道食譜，就是未來一週的包瘦湯了！

食材	山藥豆漿雞湯	蘋果紅棗養顏雞湯	冬瓜蛤蜊薏仁湯	紅棗枸杞麻油雞湯	鮮蛤馬鈴薯牛奶湯	奶香蛤蜊山藥鮮蔬鍋	牛奶五穀湯
棒腿	1隻	1隻	1隻	1隻			
豆漿	250c.c.						
鮮奶					240c.c.	240c.c.	240c.c.
蛤蜊			10顆		10顆	10顆	
紫山藥	110g						
山藥						110g	
蘋果		1顆					
薏仁			20g				
麥片							40g
冬瓜			110g				
馬鈴薯					100g		
紅蘿蔔						20g	
青花椰菜					100g	40g	
玉米筍						3根	
鮮香菇						2朵	
芝麻粉							9g

- 這七道湯品扣除常備食材，總共需要準備 17 樣食材，其中棒腿與蛤蜊可以購買回來冷凍分裝。
- 山藥豆漿雞湯可以利用鮮奶取代豆漿，這樣就可以再少買一樣食材（豆漿）。
- 紫山藥跟（白）山藥可以同重量替換，購買一種即可。
- 牛奶五穀湯中可以利用同重量的乾薏仁取代麥片，可以再少買一樣食材（麥片），當然麥片其實也可以列為常備食材。
- 紅蘿蔔易保存，可列為常備蔬菜。
- 新鮮香菇（40g）也可以選擇用乾香菇（5g）取代，乾香菇保存期限較長。（常備食材）
- 芝麻粉也可列為常備調味料。

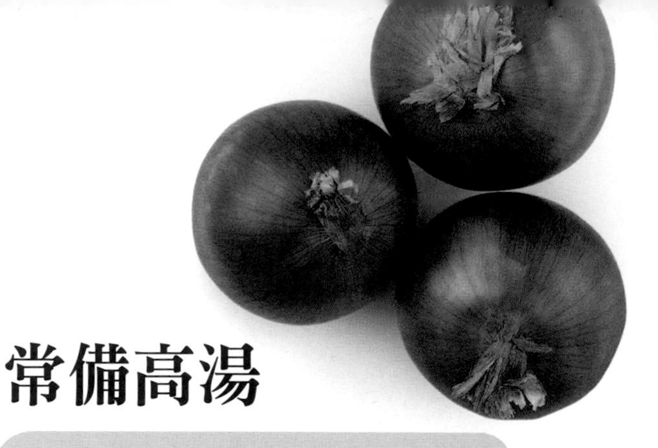

常備高湯

豬骨高湯

每 100c.c. 約 13 大卡

3000c.c. ／

熱量 389.2k
蛋白質 19.7g
碳水化合物 43.6g
脂肪 6.3g

材料

豬大骨 800g　洋蔥 300g
西洋芹 200g　蔥 50g
薑 100g　米酒 50c.c.
水 3000c.c.

做法

1. 所有食材洗淨。豬大骨放入冷水中加熱煮沸2分鐘。
2. 撈起1的豬大骨，並以清水沖過。
3. 蔥切段，薑去皮後切片。洋蔥去皮一端畫十字深刀紋，西洋芹洗淨切大塊。
4. 將2、3一起入鍋煮至水滾沸。
5. 加米酒，蓋鍋蓋轉小火繼續燉煮約4小時，再撈起豬骨，過濾殘渣、撈除浮末，最後定量到3000c.c.即可。

TIPS

豬骨用冷水汆燙可去除豬騷味，並讓骨頭中的雜質跑出來，熬出來的高湯較清澈。

蔬菜高湯

每 100c.c. 約 9 大卡

5000c.c. ／

熱量 446.8k	蛋白質 12.1g
碳水化合物 97.3g	脂肪 4.7g

材料

紅蘿蔔 280g 白蘿蔔 525g 洋蔥 300g
西洋芹 200g 高麗菜 200g 蘋果 130g
水 5000c.c.

做法

1. 所有食材洗淨。紅蘿蔔、白蘿蔔、西洋芹、蘋果切大塊；高麗菜切大塊，洋蔥去皮切一端畫上十字深刀紋。白蘿蔔先用水汆燙過，取出備用。
2. 將1的材料放入鍋中，加水煮沸。
3. 蓋鍋蓋轉小火熬1小時，撈起材料，濾渣定量到5000c.c.。

TIPS

蔬菜若切太小塊，會因為長時間熬煮四散，反而影響口感，如果喜歡湯清澈一點，熬完高湯後用棉布袋過濾即可。
相反的，若是喜歡口感較為濃郁的湯品，熬煮完可以利用果汁機將所有食材攪打溶入湯中。

蝦高湯

每 100c.c. 約 13.6 大卡

3000c.c. ／

熱量：407.1k	蛋白質：47.2g
碳水化合物：28.1g	脂肪：2.9g

材料

生蝦頭、蝦殼 40 隻

洋蔥 300g　薑 50g

米酒 50c.c.　水 3000c.c.

做法

1. 所有食材洗淨。生蝦頭、蝦殼灑上米酒後，放入烤箱用200℃烤至蝦頭香味溢出，取出備用。
2. 將烤好的蝦殼加水，和切大塊的洋蔥、去皮的薑片及米酒一起熬煮。
3. 蓋鍋蓋煮約1小時後，把所有湯渣濾出，最後定量到3000c.c.，即可。

雞骨高湯

每 100c.c. 約 13 大卡

3000c.c. ／

熱量：391.1k	蛋白質：55.3g
碳水化合物：12.5g	脂肪：8.8g

材料

雞胸骨 800g

蔥 50g　薑 100g

米酒 50c.c.　水 3000c.c.

做法

1. 所有食材洗淨。雞胸骨（去掉雞皮）以沸水燙洗2分鐘。
2. 撈起1的雞骨，並以清水沖過。
3. 蔥切段、薑去皮後切片
4. 將2、3一起入鍋煮至水滾沸。
5. 加米酒，蓋鍋蓋轉小火繼續燉煮約4小時，再撈起雞骨，過濾殘渣、撈除浮末，最後定量到3000c.c.即可。

TIPS

熬煮的過程中，不時撈除浮起的殘渣，可以讓高湯更清爽。

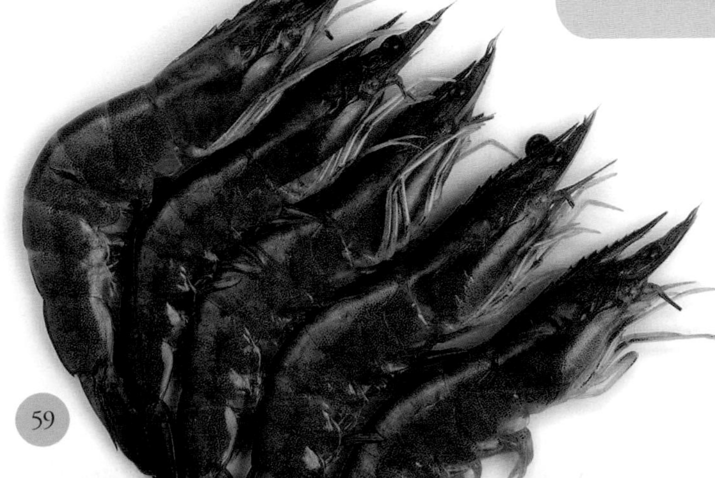

注意！喝錯高湯會更胖！

瘦身地雷湯：

各類大骨湯、自助餐免費湯、拉麵湯、米粉湯、火鍋湯、藥膳湯、濃湯

食譜使用說明

① 表示這道湯的熱量。

② 料理種類＋料理名稱。

③ 營養標示。

④ 料理旁標示「水 油 食 停 美」，分別代表該料理適合5種肥胖體質分類中的哪幾種類型，例如「蛤蜊雙菇排骨湯」標示的是「油 食」，即代表屬於「油膩型、食怪型」讀者適合多飲用這道湯品，可以在減重同時，幫助改善健康。在PART 2 中「5大肥胖類型自我判斷表，建議攝食內容與原則」已經做過測驗的讀者，可以根據這個來做為選擇湯品的參考依據哦！

⑤ 食材次序：依照「豆魚蛋肉奶類→根莖蔬果類→調味料」做排序，方便讀者決定一週菜單之食材備料。

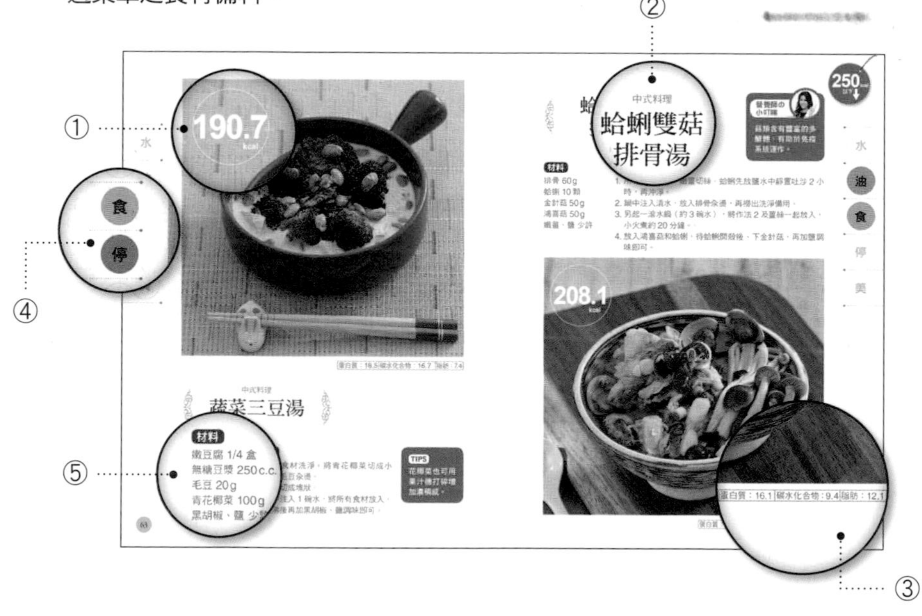

如何活用 Part 3 或 Part 4 湯品

減重時每人需攝取總熱量／日	減重時程	早餐	午餐	晚餐
1200～1400 大卡	1～3 週	500～550 大卡	500～550 大卡	Part 3 減脂包瘦湯
	4～8 週		Part 4 減脂包瘦湯	
1400～1700 大卡	1～3 週	500～550 大卡	500～550 大卡	Part 3 減脂包瘦湯
	4～8 週		Part 4 減脂包瘦湯	Part 4 減脂包瘦湯

註：1. 可參考本書 P46～47「體重控制者——每日應攝取熱量」公式，就可以得知自己適合 1200～1400 大卡或 1400～1700 大卡的吃法。
2. 餐與餐中間，每天固定 2 次用水果當點心（請參考本書 P29 觀念 9 水果的吃法）
3. 超過 1700 大卡者，請遵循 1400～1700 大卡方式運用包瘦湯。

Part 3

250 kcal 以下

應用篇 I／
吃出好體態！低於 250 大卡的減脂包瘦湯，快速消除體脂肪！

工具與食材都準備好後，就要開始洗手做羹湯了！
在選擇湯品種類前，也可以先翻到 50 頁，
檢視看看自己是屬於哪種肥胖類型的人，
挑選最適合自己的湯品種類喔！

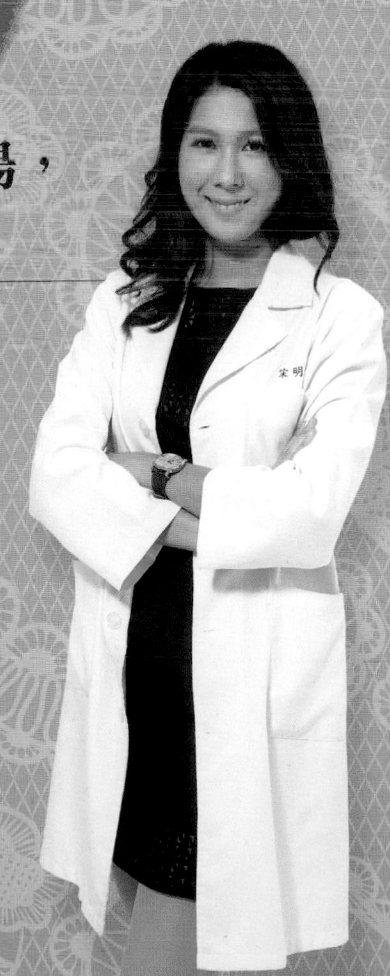

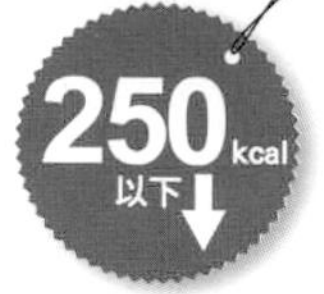

中式料理

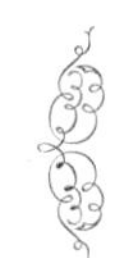

蛤蜊雙菇排骨湯

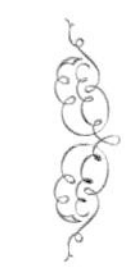

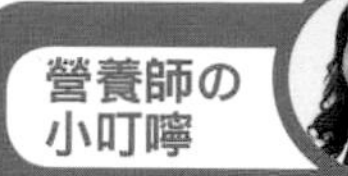

營養師の小叮嚀

菇類含有豐富的多醣體，有助於免疫系統運作。

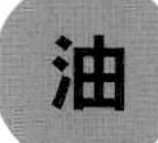

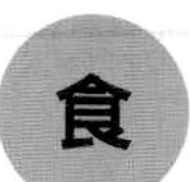

水
油
食
停
美

材料

排骨 60g
蛤蜊 10 顆
金針菇 50g
鴻喜菇 50g
嫩薑、鹽 少許

做法

1. 所有食材洗淨，嫩薑切絲。蛤蜊先放鹽水中靜置吐沙 2 小時，再沖淨。
2. 鍋中注入清水，放入排骨汆燙，再撈出洗淨備用。
3. 另起一滾水鍋（約 3 碗水），將做法 2 及薑絲一起放入，小火煮約 20 分鐘。
4. 放入鴻喜菇和蛤蜊，待蛤蜊開殼後、放入金針菇，再加鹽調味即可。

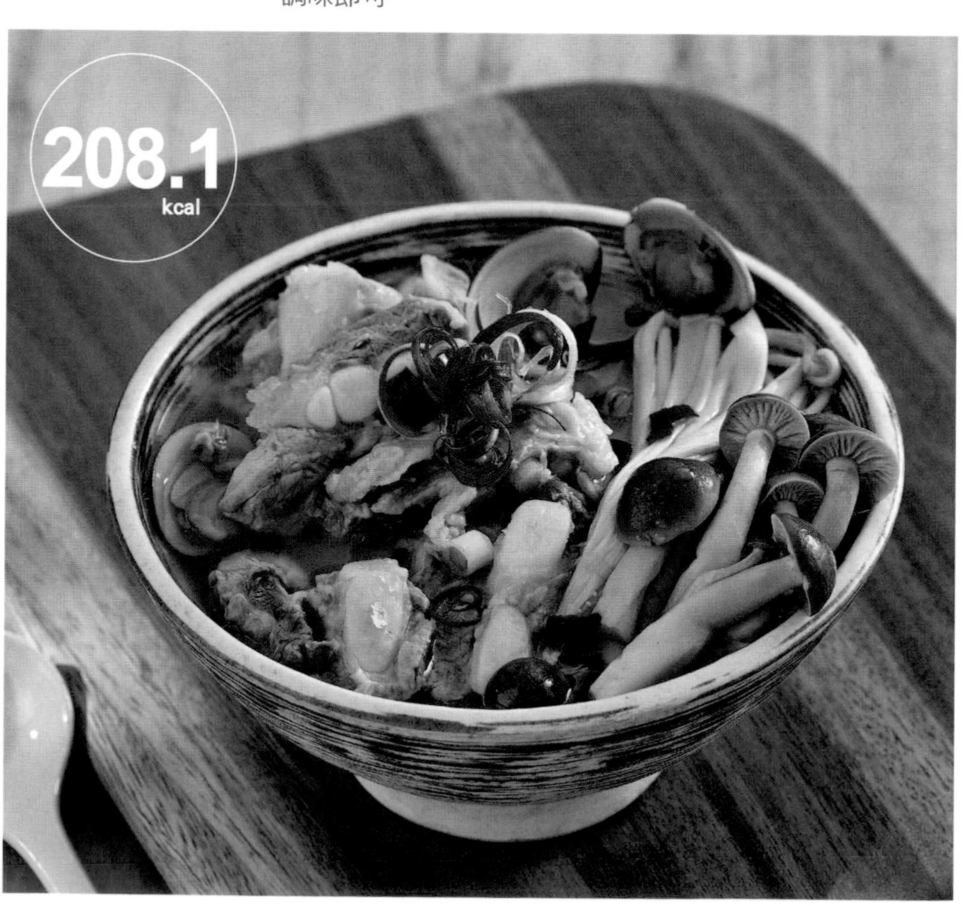

蛋白質：16.1	碳水化合物：9.4	脂肪：12.1

水

油

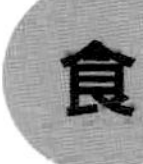

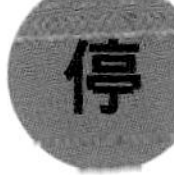

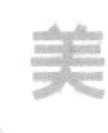

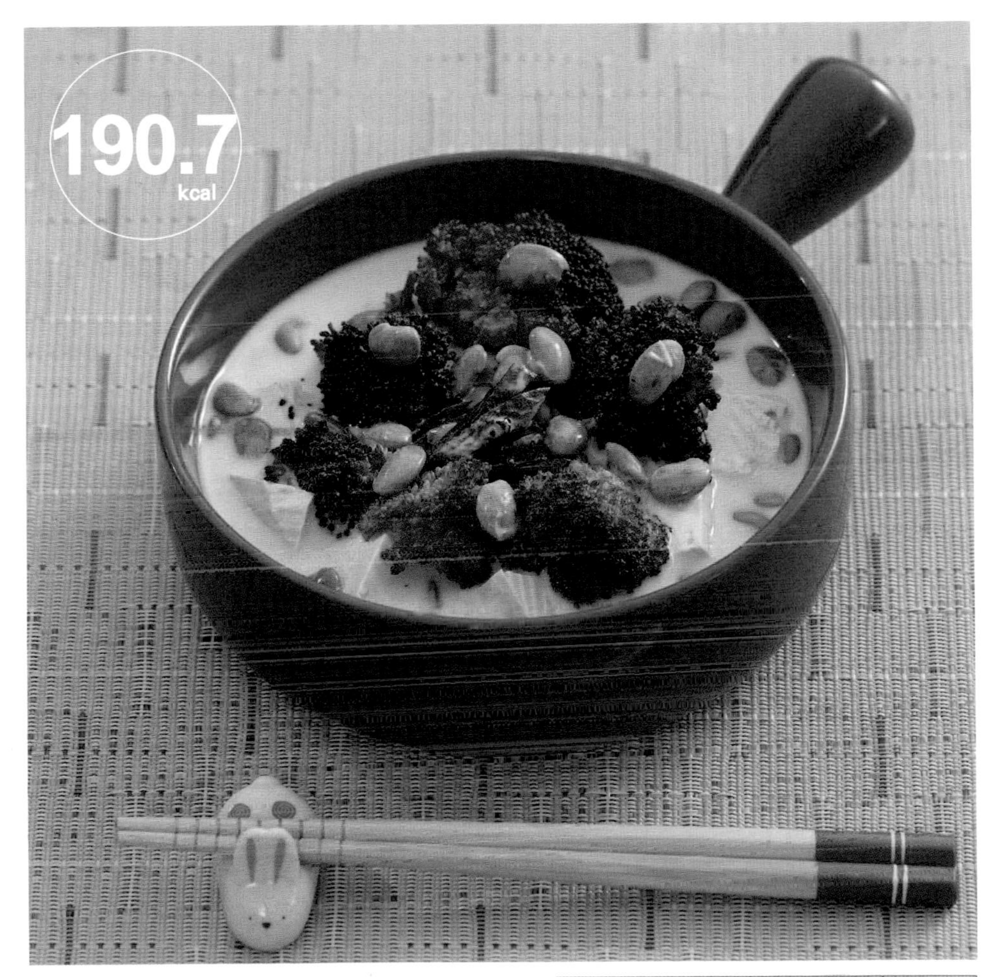

蛋白質：18.5	碳水化合物：16.7	脂肪：7.4

中式料理

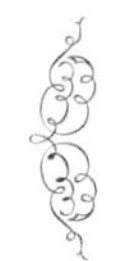

蔬菜三豆湯

材料

嫩豆腐 1/4 盒
無糖豆漿 250c.c.
毛豆 20g
青花椰菜 100g
黑胡椒、鹽 少許

做法

1. 所有食材洗淨。將青花椰菜切成小朵、毛豆汆燙。
2. 豆腐切成塊狀。
3. 鍋中注入 1 碗水，將所有食材放入，煮沸後再加黑胡椒、鹽調味即可。

TIPS

花椰菜也可用果汁機打碎，增加濃稠感。

250 kcal 以下

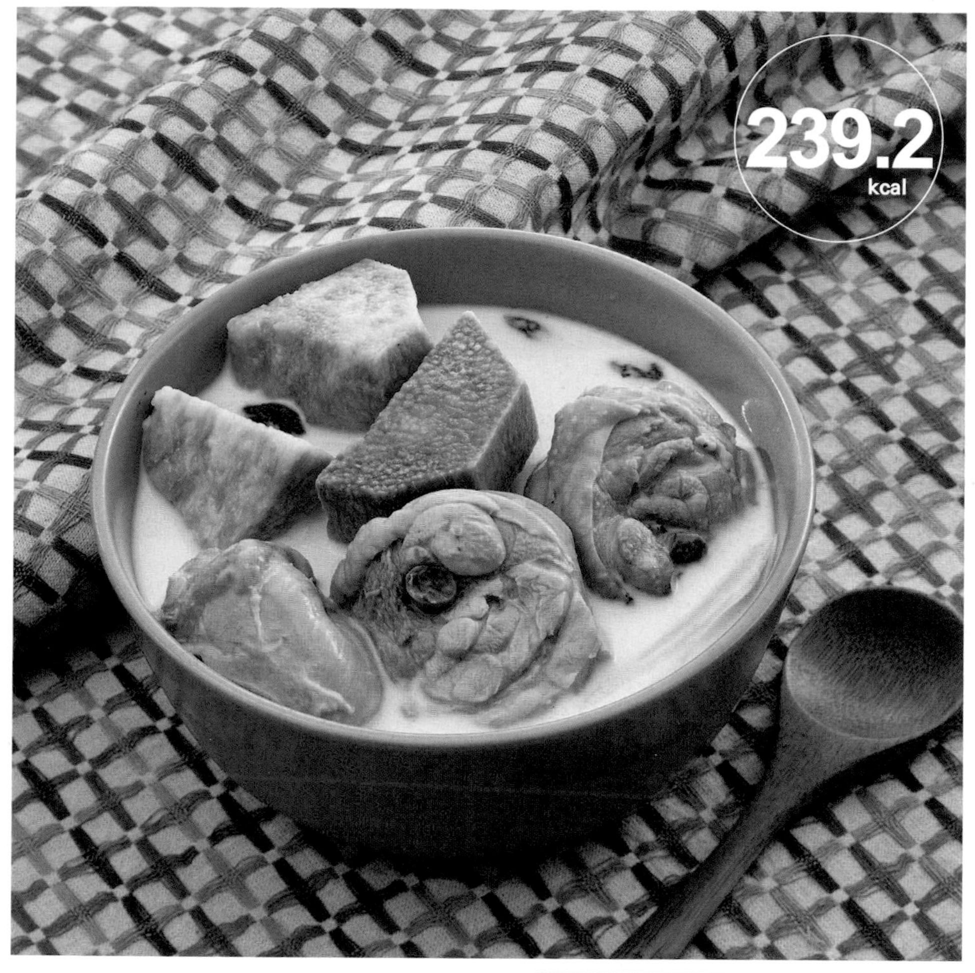

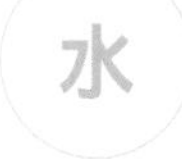

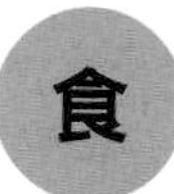

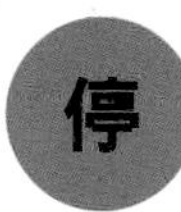

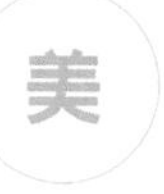

蛋白質：17.8	碳水化合物：21.7	脂肪：9.7

中式料理

山藥豆漿雞湯

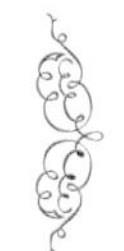

材料

棒腿 1 隻
無糖豆漿 250c.c.
紫山藥 110g
米酒 1 小匙
薑絲、枸杞 少許
鹽 少許

做法

1. 所有食材洗淨。棒腿切塊、汆燙。紫山藥去皮切塊。
2. 鍋中注入 1 碗水，將汆燙過的棒腿與豆漿、山藥放入，煮到喜好的軟硬度後，加薑絲、枸杞、鹽調味即可。

營養師の小叮嚀

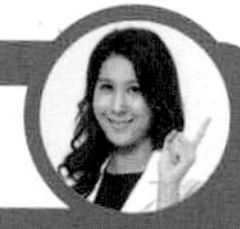

山藥含有水溶性纖維，具有飽足感，為減重小幫手。

TIPS

- 汆燙棒腿時，可在水中加嫩薑與米酒去腥味。
- 紫山藥也可以利用白山藥取代。

中式料理

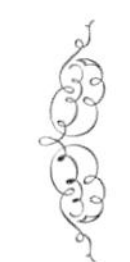

蘋果紅棗養顏雞湯

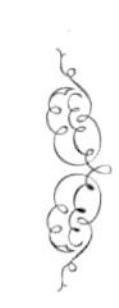

材料

棒腿 1 隻
蘋果 1 顆（130g）
紅棗 5 顆
米酒 1 小匙
嫩薑、枸杞 少許
蔥絲、鹽 少許

做法

1. 所有食材洗淨。棒腿切塊、汆燙，蘋果去籽切塊（可不去皮）。
2. 鍋中注入清水，蓋過食材，將汆燙過的棒腿與其他所有食材放入鍋中煮沸。
3. 沸騰後，轉以小火燉煮 40 分鐘，最後加鹽調味即可。

營養師の小叮嚀

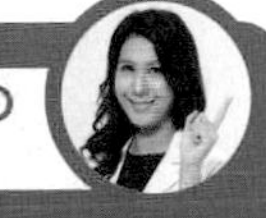

- 紅棗富含豐富維生素C，可將棗肉一起食用。
- 棒腿將皮去除再食用，熱量較低。

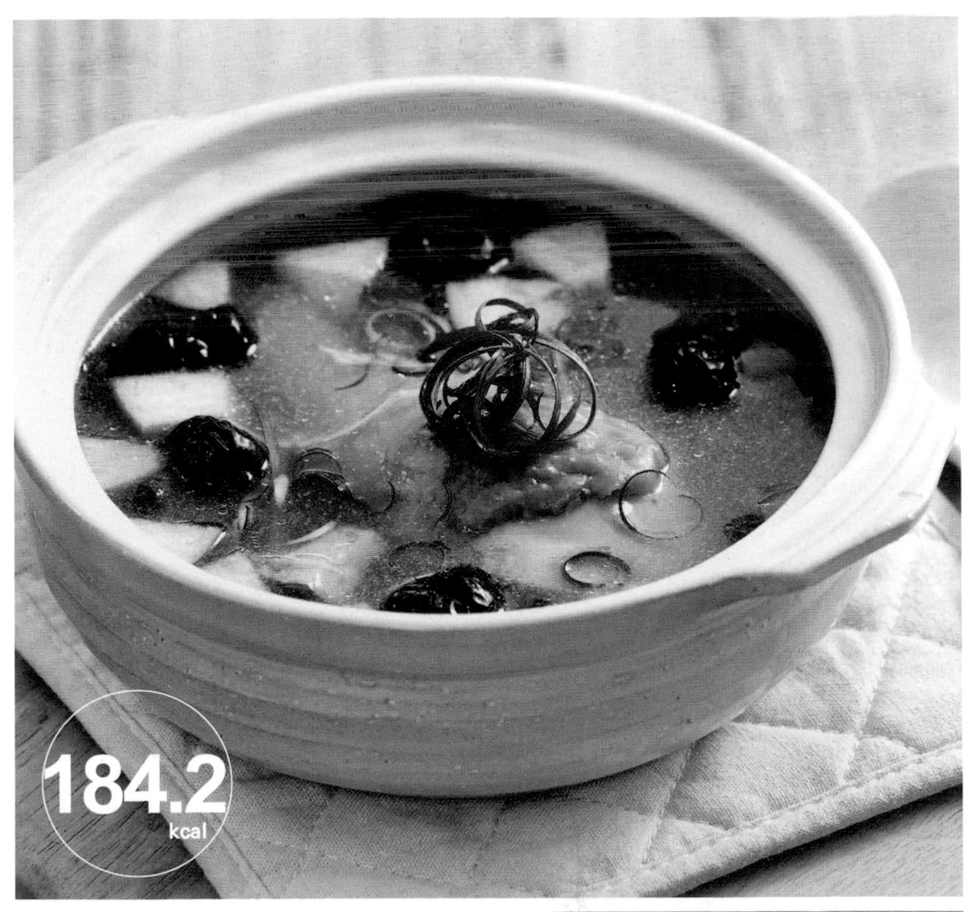

蛋白質：11.9	碳水化合物：23.5	脂肪：4.5

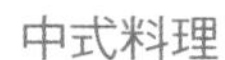

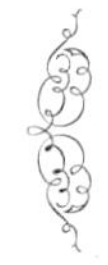

麥香燉豬肉湯

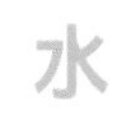

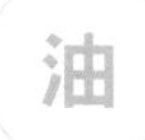

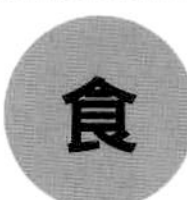

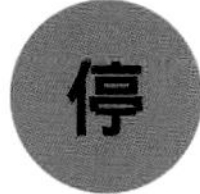

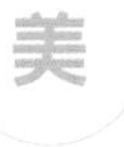

材料

豬肉 35g
大麥 20g
洋蔥 40g
紅蘿蔔 30g
青花椰菜 115g
番茄 1 顆（100g）
橄欖油 1 小匙
鹽 少許

做法

1. 所有食材洗淨。大麥泡水 2 小時備用，青花椰菜切成小朵汆燙。
2. 豬肉、洋蔥、紅蘿蔔切丁；番茄切塊。
3. 鍋中放入油加熱，放入洋蔥丁、紅蘿蔔丁、豬肉丁炒香，接著加入番茄翻炒。
4. 加水淹過食材，放入大麥煮沸後轉小火燜煮約 30 分鐘，加青花椰菜滾沸後加鹽調味即可。

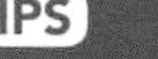

請將大麥浸泡至軟再進行烹煮。

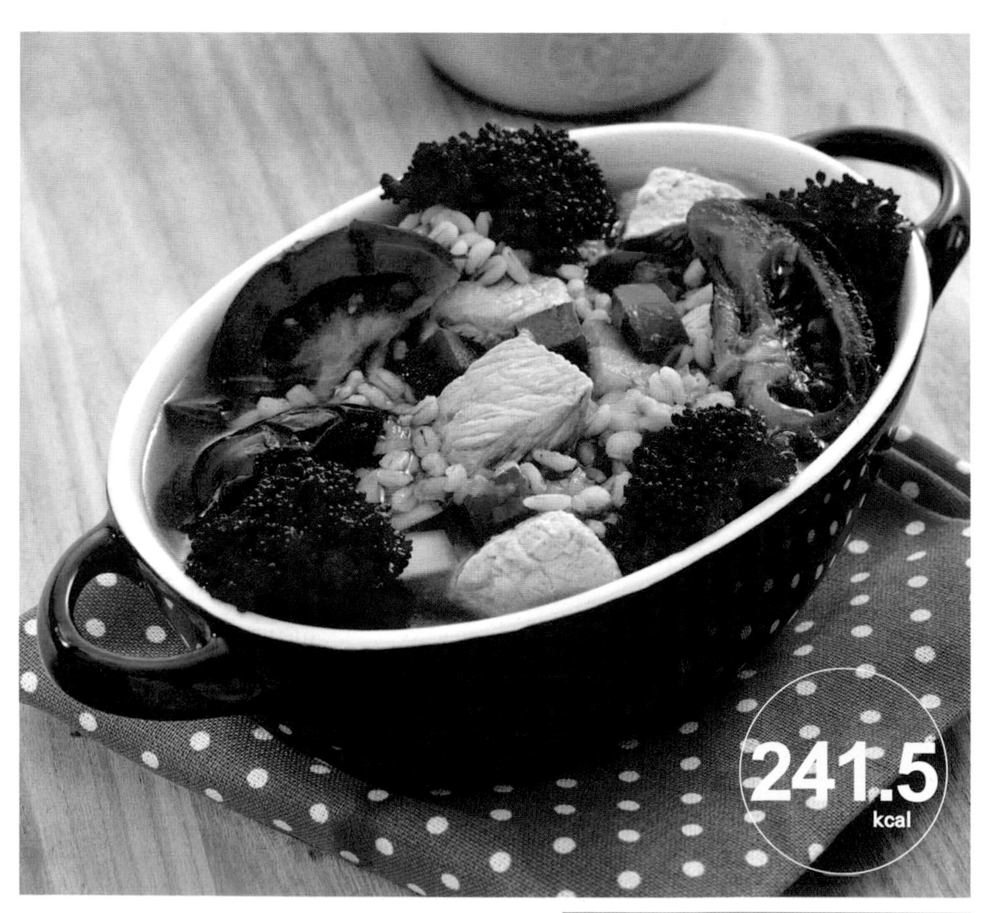

蛋白質：15	碳水化合物：31.7	脂肪：7.4

水
油
食
停
美

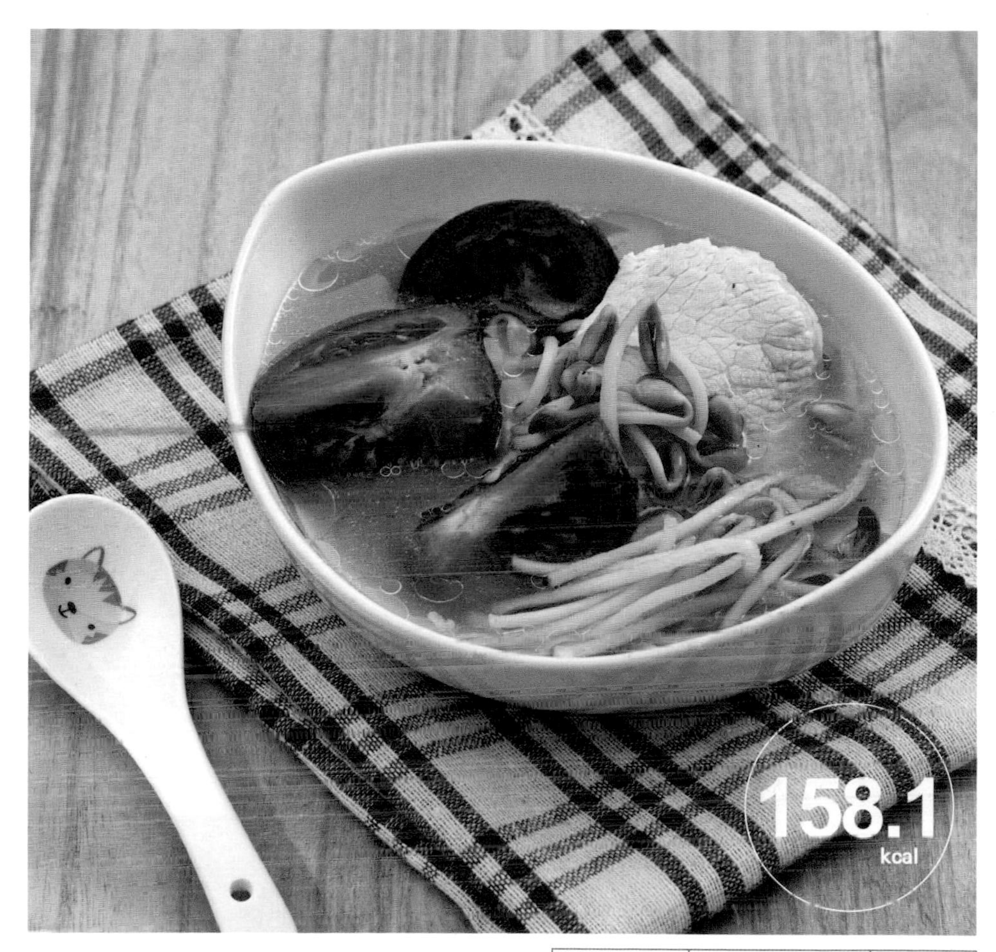

蛋白質：20.3	碳水化合物：14.5	脂肪：2.9

中式料理

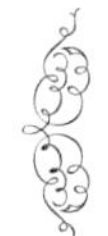

黃豆芽 番茄瘦肉湯

材料

豬肉 50g
黃豆芽 100g
番茄 1顆（100g）
豬骨高湯 300c.c.
鹽 少許

做法

1. 所有食材洗淨。豬肉與番茄切塊。
2. 將所有食材放入電鍋，外鍋加入 1 杯水，煮至電鍋跳起，加鹽調味即可。

營養師の小叮嚀

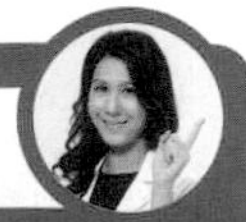

- 此道湯品熱量較低，可以搭配3片蘇打餅乾（約60～70大卡）一同食用。
- 番茄中的茄紅素是很好的抗氧化成分，有助養顏美容！

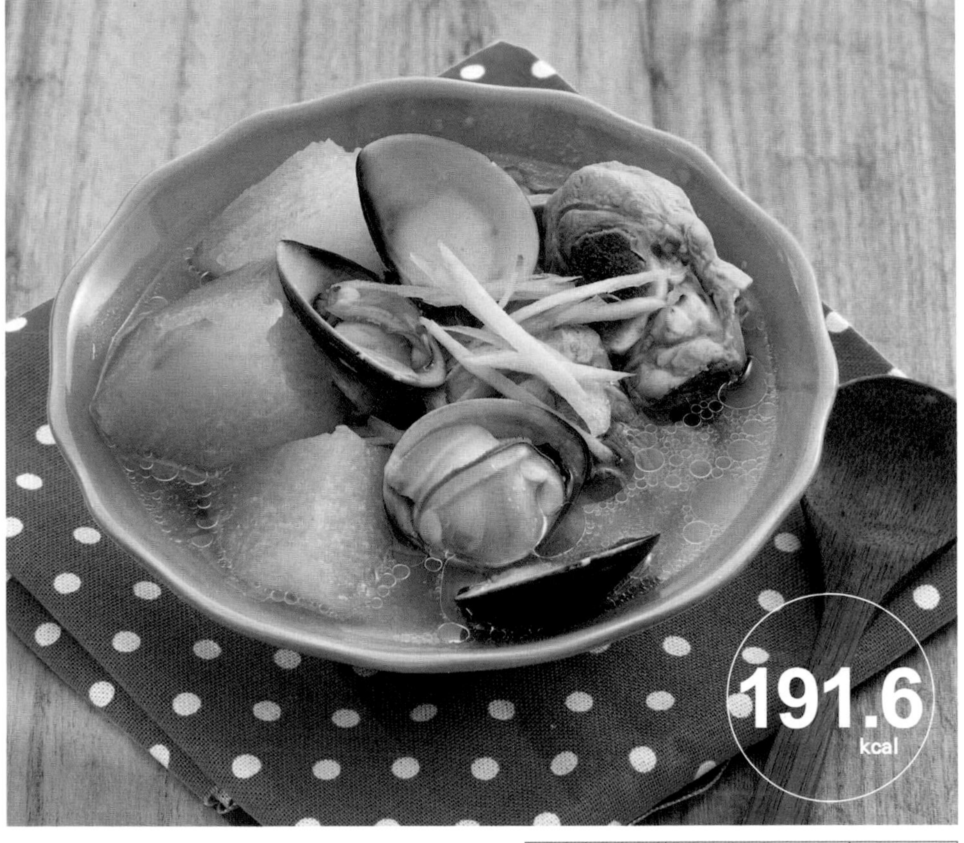

蛋白質：17.5	碳水化合物：17.4	脂肪：5.8

中式料理

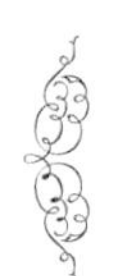

冬瓜蛤蜊薏仁湯

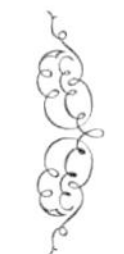

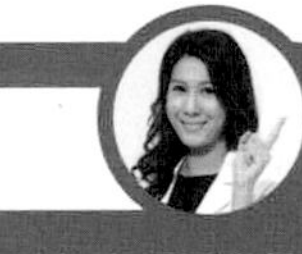

營養師の小叮嚀

薏仁有利尿消水腫的效果！可備一定的量加水浸泡，撈出瀝乾，分裝放入冷凍庫即可儲存 2 週。

材料

棒腿 1 隻
蛤蜊 10 顆
薏仁 20g
冬瓜 110g
嫩薑、鹽 少許

做法

1. 所有食材洗淨。蛤蜊放鹽水靜置吐沙約 2 小時後洗淨。
2. 棒腿切塊，冬瓜切塊，嫩薑切絲。
3. 薏仁洗淨加水浸泡 2 ～ 4 小時，放入電鍋中蒸熟。
4. 鍋中注入 4 碗清水，放入棒腿煮沸、撈去浮沫，再加入冬瓜及薏仁煮至熟軟再轉微火燉 10 分鐘。
5. 加入薑絲及蛤蜊，煮到蛤蜊殼開後加鹽調味即可。

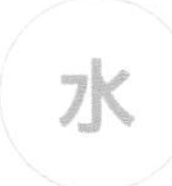
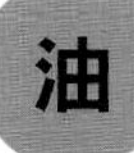
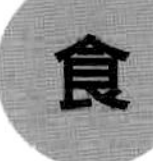
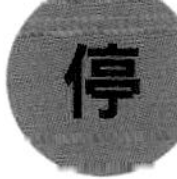

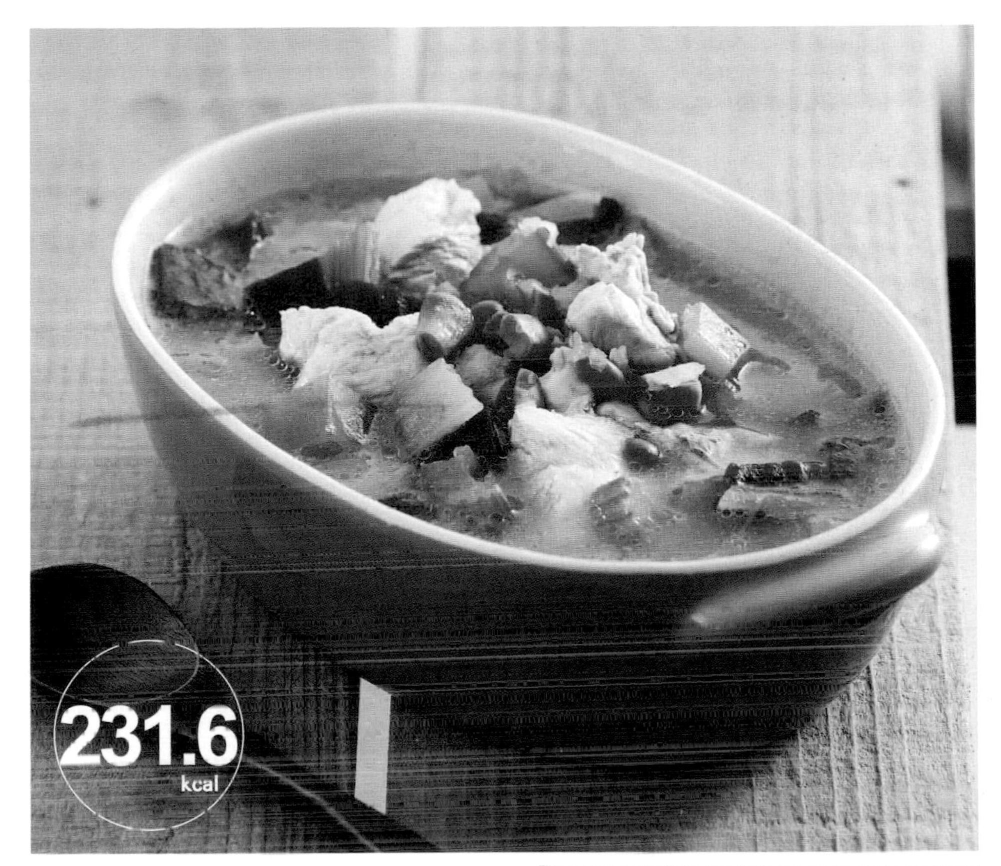

蛋白質：18.5	碳水化合物：18.1	脂肪：10.3

中式料理

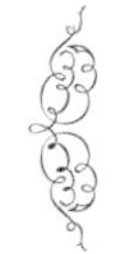

五行雞肉湯

營養師の小叮嚀

白木耳勾芡可依個人口感使用。

材料

雞胸肉 30g
蛋白液 1/2 顆
玉米粒 40g
紅蘿蔔 30g
西洋芹 50g
洋蔥 40g
白木耳汁 少許（勾芡用）
橄欖油 1 小匙
雞骨高湯 400c.c.
白胡椒粉、鹽 少許

做法

1. 所有食材洗淨。紅蘿蔔、西洋芹、洋蔥切丁。
2. 雞胸肉切丁，加蛋白、胡椒粉、鹽抓醃。
3. 熱油鍋放入雞胸肉丁，以中火炒至變色後取出，同一鍋中加入玉米粒、紅蘿蔔、西洋芹、洋蔥，翻炒均勻。
4. 鍋中注入 1 碗清水、高湯，蓋上鍋蓋，以中火燜煮約 15 分鐘。起鍋前把雞丁放入煮沸，再加入少許白木耳汁勾薄芡即可。

中式料理

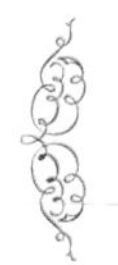

蝦香鮮菇 煨白菜

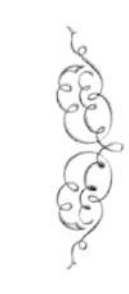

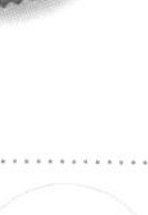

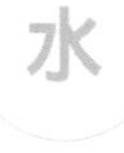

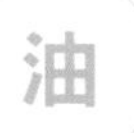

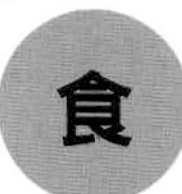

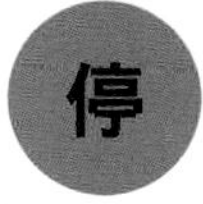

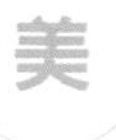

材料

櫻花蝦 10g
大白菜 100g
杏鮑菇 20g
新鮮香菇 1 朵（25g）
鴻喜菇 20g
紅、黃彩椒 各15g
蒜苗 1/2 支
橄欖油 1 小匙
香油 1 小匙
蝦高湯 400c.c.
白胡椒粉、鹽 少許

做法

1. 所有食材洗淨。各式菇類、彩椒切丁、大白菜剝片、蒜苗切片。
2. 熱鍋加入橄欖油，放入蒜苗、櫻花蝦，以小火煸香，再加入彩椒丁拌炒。
3. 鍋中注入高湯，煮沸後再放入大白菜、菇類，並轉小火煨煮約 30 分鐘。
4. 加入白胡椒粉、鹽調味，起鍋前，滴上數滴香油即可。

TIPS

若想要香味再濃郁些，盛盤時，可以再另外煸一些櫻花蝦，鋪灑其上。

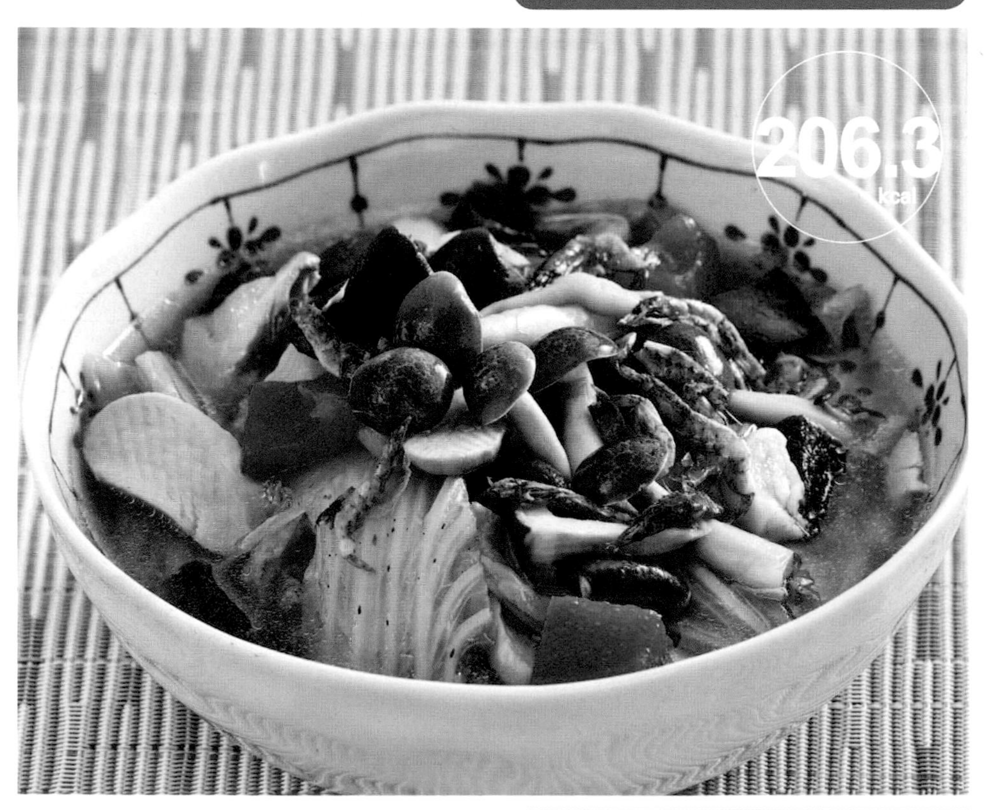

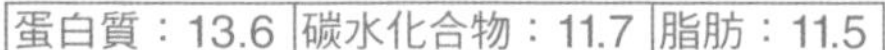

蛋白質：13.6	碳水化合物：11.7	脂肪：11.5

水

油

食

停

美

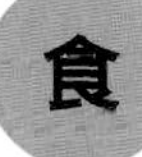

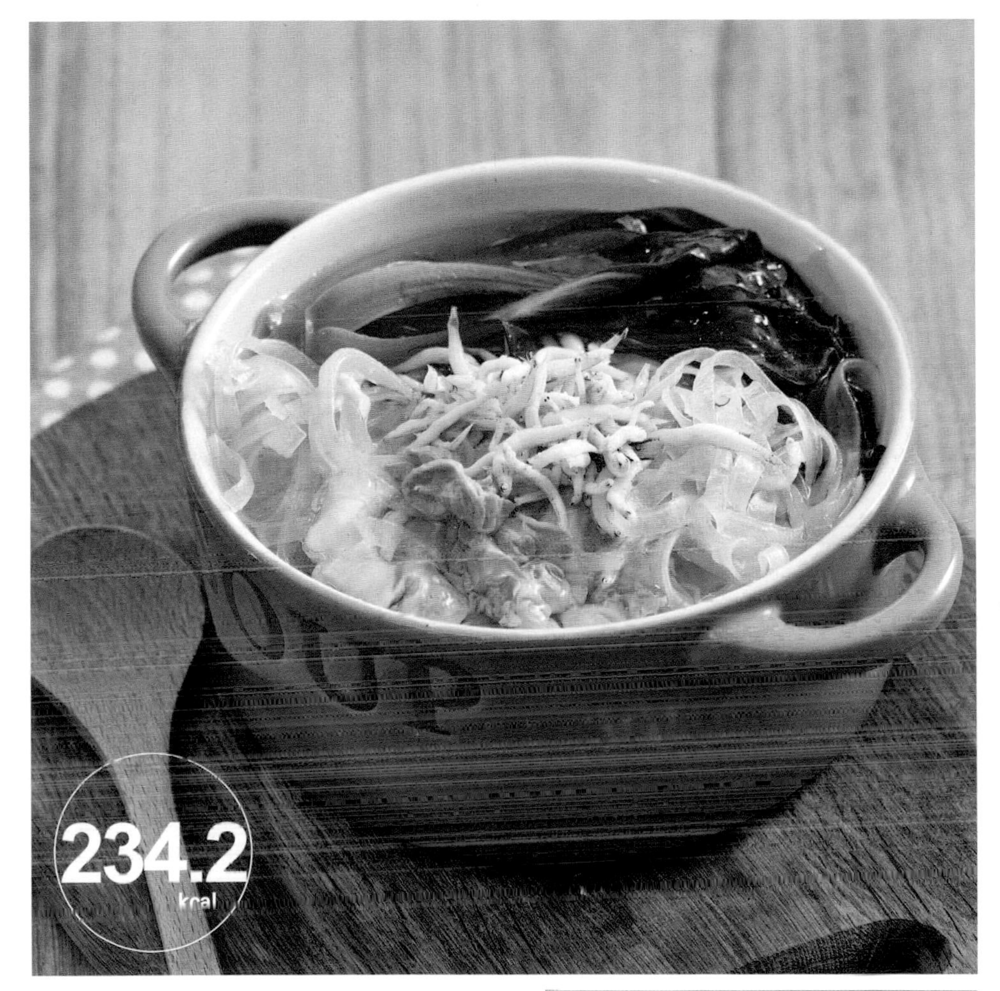

蛋白質：14.1	碳水化合物：20.6	脂肪：10.1

中式料理

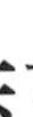

蔬菜魩仔魚湯

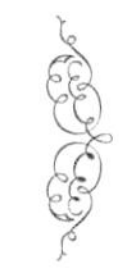

材料

魩仔魚 30g
蛋白 1 顆
寬冬粉 1 把（20g）
青江菜 100g
香油 1 小匙
雞骨高湯 300c.c.
鹽 少許

做法

1. 所有食材洗淨。青江菜切段。
2. 鍋中注入 1 碗清水，放入青江菜、魩仔魚、寬冬粉、高湯一起煮沸。
3. 蛋白打散加入湯中。加入香油、鹽調味即可。

TIPS

雞骨高湯味道較濃，若希望清淡一點，可以換成蔬菜高湯。

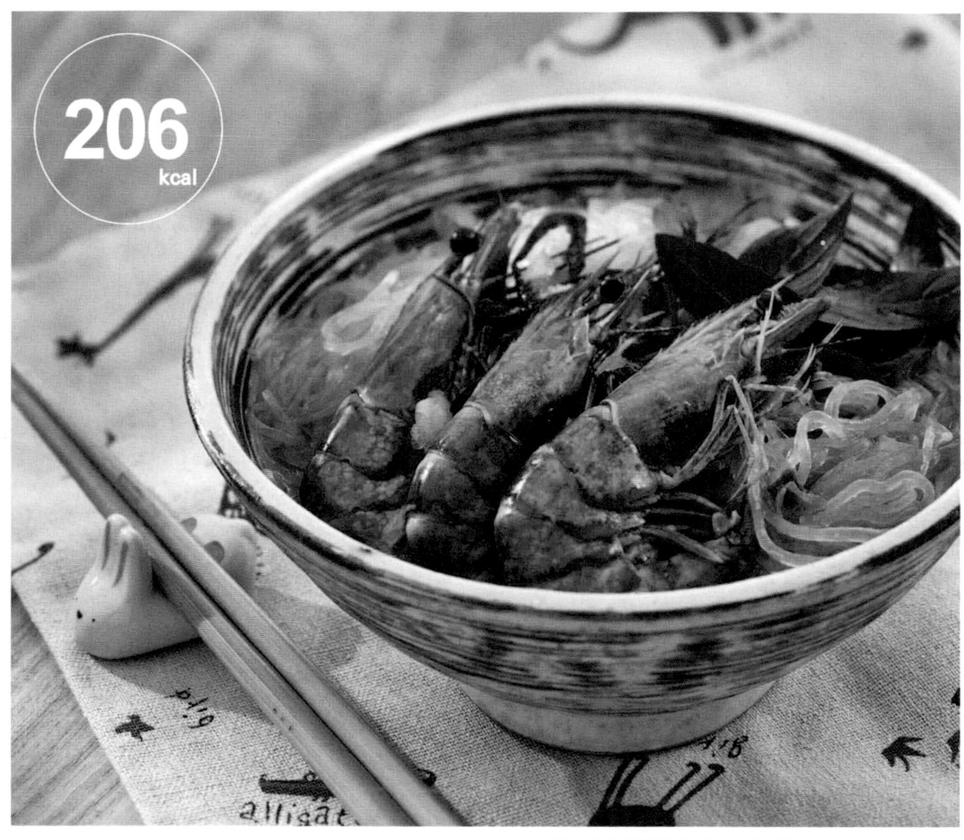

蛋白質：14.2 | 碳水化合物：22.3 | 脂肪：5.5

中式料理

蒜香紅蝦冬粉湯

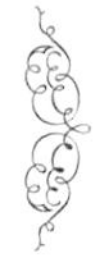

材料

大頭蝦 4 隻
冬粉 1 把（20g）
大蒜 2～3 顆
青蔥 20g
橄欖油 1 小匙
辣椒、九層塔 少許
蝦高湯 400c.c.
白胡椒粉、鹽 少許

做法

1. 所有食材洗淨。青蔥、辣椒切段，大蒜切末。
2. 熱鍋加入油，放蒜、蔥、辣椒炒香，放入高湯煮沸後，加入白胡椒粉、鹽調味。
3. 把冬粉和蝦子放入，煮沸後，熄火燜一下，撒上九層塔末即可。

營養師の小叮嚀

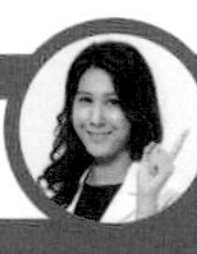

大蒜、辣椒等辛香料，可以提升代謝，是減重的小幫手。因為熱量差異不大，蝦的品種可自由選擇，數量以 4～6 隻為限。

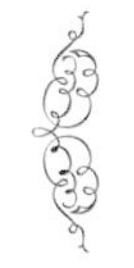

中式料理

銀耳雞湯

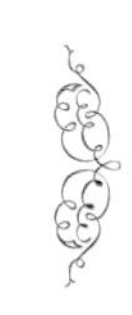

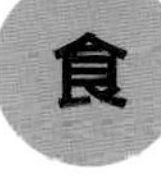

水

油

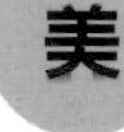

食

停

美

材料

棒腿 1 隻
白木耳 20g
金針菇 50g
紅棗 5 顆
枸杞、薑絲 少許
鹽 少許

做法

1. 所有食材洗淨，白木耳泡水 2 小時。
2. 所有食材放入鍋中，注入清水至剛好蓋過食材，開大火，煮沸後加鹽調味即可。

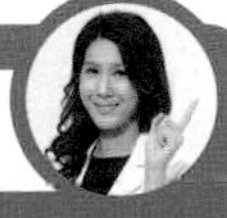

營養師の小叮嚀

此道湯品熱量較低，可加入麵條 30g（約 70 ～ 80 大卡）製作成雞湯麵！

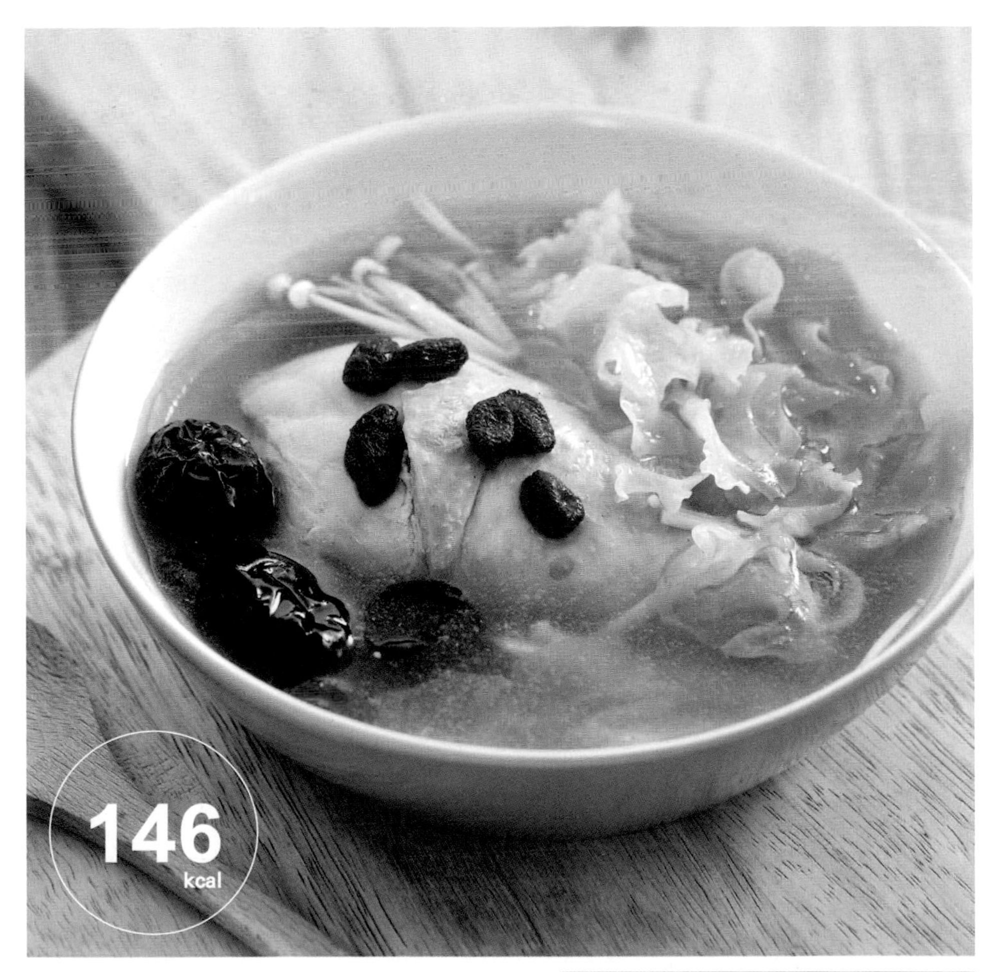

蛋白質：12.6 | 碳水化合物：14 | 脂肪：4.5

250 kcal 以下

中式料理

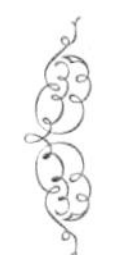

紅棗枸杞麻油雞湯

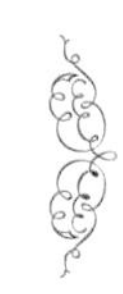

材料

棒腿 1 隻
紅棗 5 顆
黑麻油 1 小匙
米酒 1 小匙
枸杞、老薑片 少許
醬油膏 少許

做法

1. 所有食材洗淨。棒腿汆燙。
2. 鍋內放入麻油，以小火爆炒薑片至薑片變乾扁，再加入米酒、棒腿和紅棗，注入清水蓋過食材煮沸。
3. 煮沸後轉小火燜煮 20 分鐘，再撒入枸杞燜煮 5 分鐘。
4. 最後加醬油膏調味即可。

營養師の小叮嚀

冬天手腳容易冰冷者，很適合喝這道湯品來暖暖身體！

TIPS

黑麻油若和鹽一起調味，味道會變苦，所以改以醬油膏代替鹽。

水

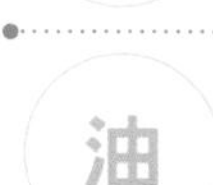

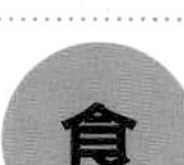

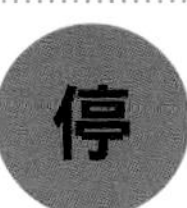

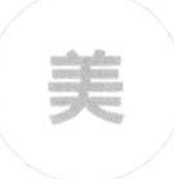

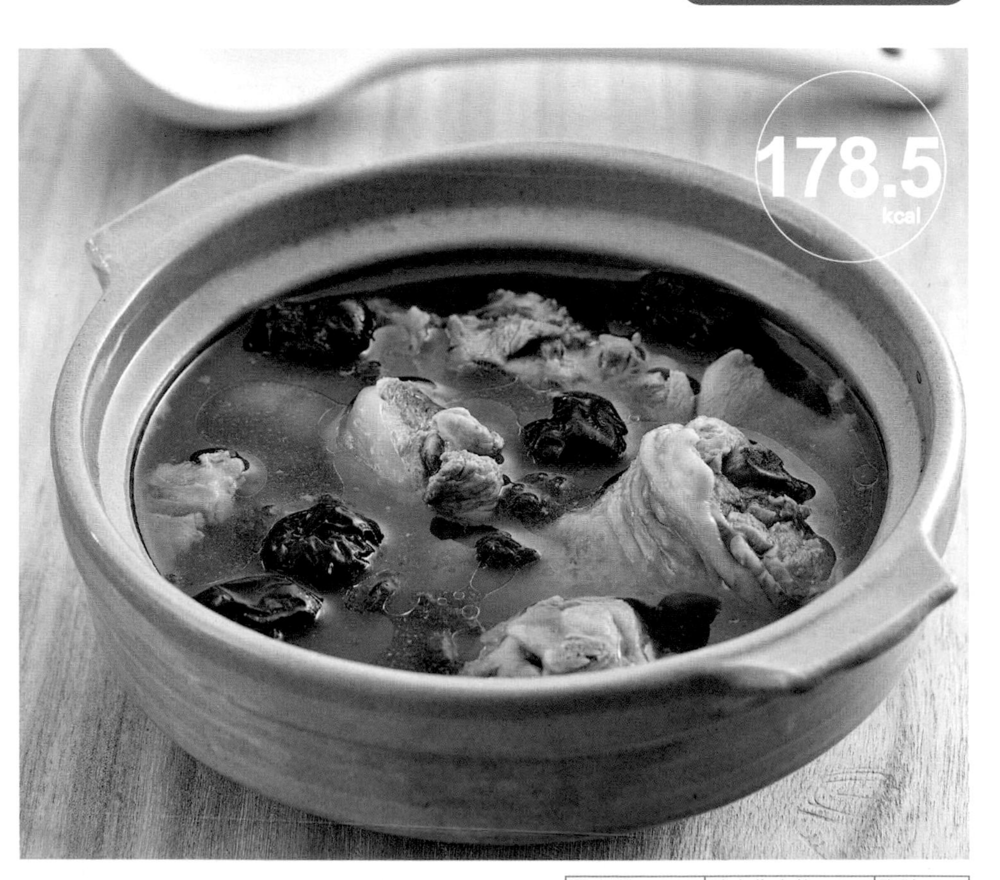

蛋白質：12.2	碳水化合物：9.5	脂肪：9.2

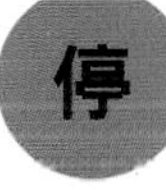

水

油

食

停

美

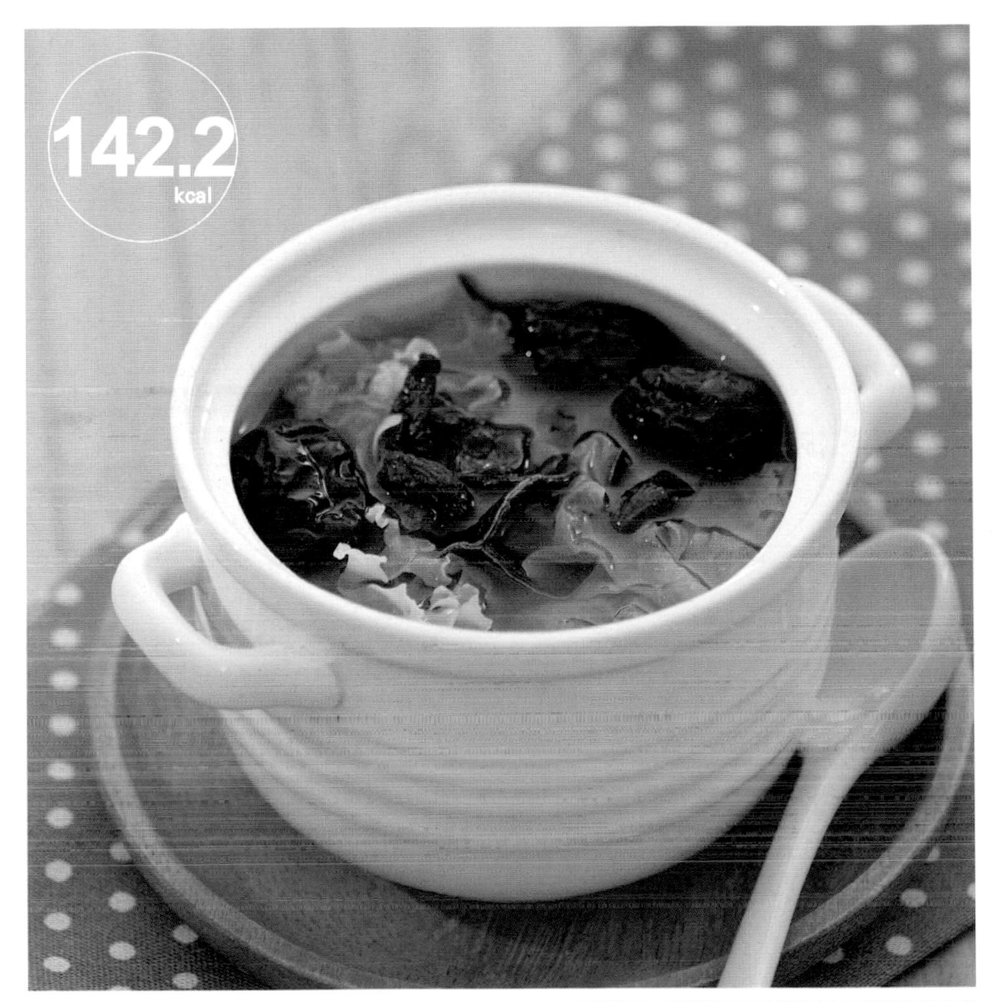

蛋白質：1.4	碳水化合物：31.6	脂肪：0.4

中式料理

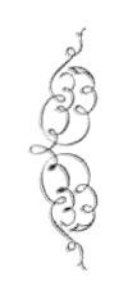

紅棗雙耳甜湯

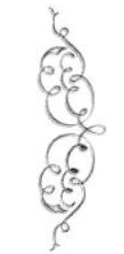

材料

黑木耳 50g
白木耳 50g
紅棗 5 顆
桂圓肉 10g
冰糖 10g

做法

1. 所有食材洗淨。黑、白木耳分別泡水 2 小時。
2. 所有食材置鍋中，注入清水至蓋過食材，放入電鍋蒸煮 20 分鐘，再加冰糖調味即可。

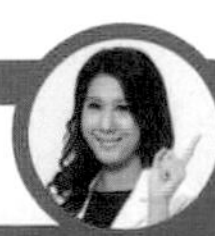

營養師の小叮嚀

木耳含有豐富的膠質，對於護膚有幫助。

TIPS

黑、白木耳可切小塊或用果汁機絞碎增加口感。

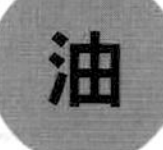

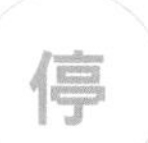

停

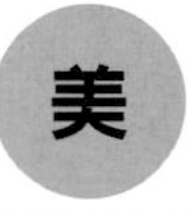

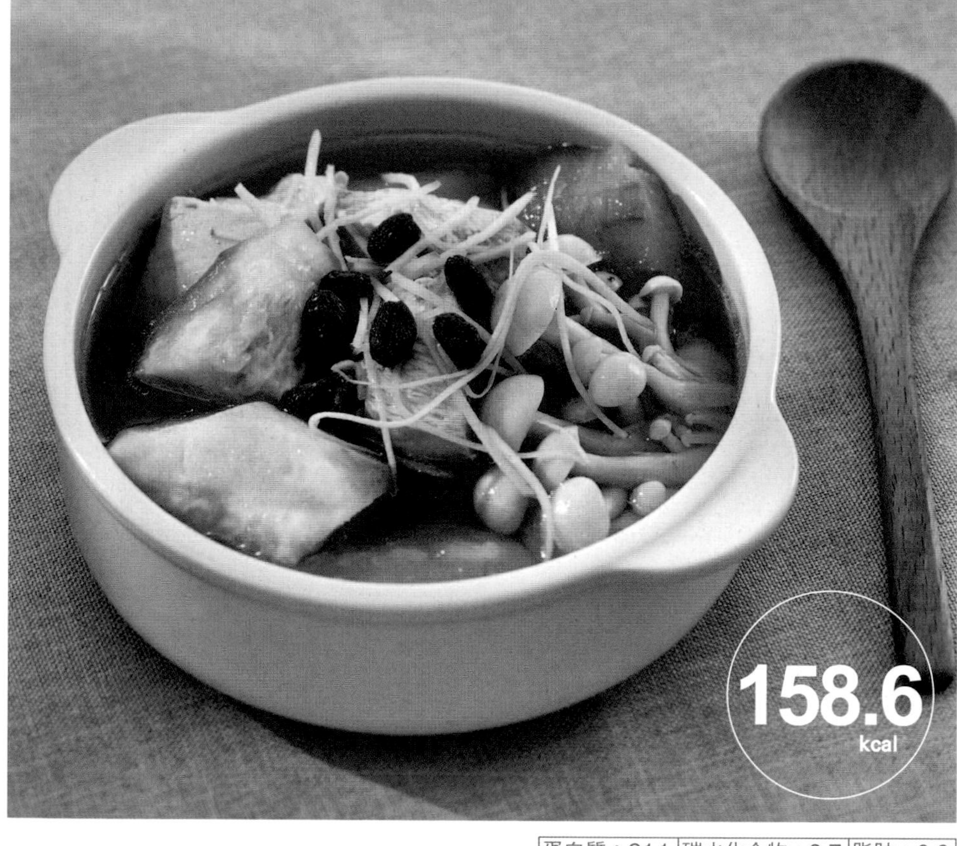

蛋白質：21.1	碳水化合物：9.7	脂肪：6.6

中式料理

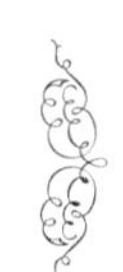

絲瓜雞肉湯

TIPS
除了美白菇，若是冰箱有其它菇類也可以取代或增加菇量、一起使用提高飽足感。

材料

雞胸肉 60g
絲瓜 1/3 根（115g）
美白菇 60g
嫩薑 10g
橄欖油 1 小匙
枸杞、白胡椒、鹽 少許

做法

1. 所有食材洗淨。絲瓜去皮剖半切厚片，雞胸肉切成條狀，嫩薑切絲。
2. 起油鍋爆香薑絲，接著放入絲瓜、美白菇炒軟。
3. 倒入 3 碗熱水與絲瓜、薑絲同煮，待絲瓜軟後，放入雞胸肉、枸杞，煮 3 分鐘再加白胡椒、鹽調味即可。

195.7 kcal

蛋白質：29.2	碳水化合物：3.5	脂肪：5.8

中式料理

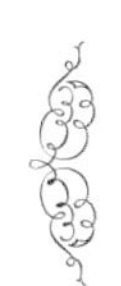

清燉牛肉湯

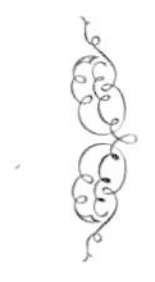

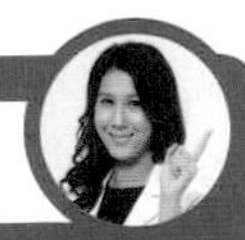

營養師の小叮嚀

牛肉含有豐富且好吸收的鐵質，女性經期後很適合飲用此道湯品。

材料

牛腱子肉 140g
洋蔥 40g
番茄 1 顆（100g）
米酒 1 小匙
嫩薑 少許
胡椒、鹽 少許

做法

1. 所有食材洗淨。牛腱子肉一整塊放入燒熱的炒菜鍋中，以煎匙滾動，至表面微焦後，取出備用。洋蔥、嫩薑切絲、番茄切塊。
2. 燉盅內放入做法 1 的牛腱子肉加上洋蔥絲、嫩薑絲、米酒、番茄，並注入清水蓋過食材，加保鮮膜封住。
3. 放入電鍋中，外鍋加 2 杯水燉煮，取出加胡椒、鹽調味。
4. 食用時，把牛腱子肉取出切片，再放回湯裡即可。

中式料理

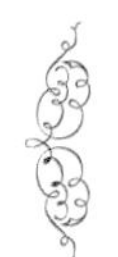

白木耳玉米濃湯

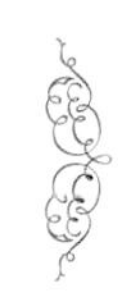

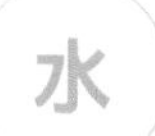

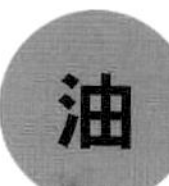

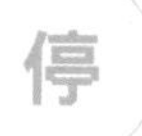

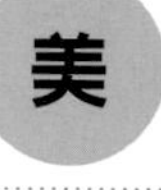

材料

蛋 1 顆
玉米粒 50g
白木耳 20g
蔥絲 少許
蔬菜高湯 300c.c.
白胡椒粉、鹽 少許

做法

1. 所有食材洗淨。白木耳用水泡開，放入高湯中加 1 碗清水，煮至軟糊。蛋打散備用。
2. 把玉米粒加入白木耳湯中煮沸。
3. 將做法 2 的食材倒入果汁機裡，打成濃稠狀，再加白胡椒粉和鹽調味。
4. 將做法 3 放入鍋中、再次煮沸後，打入蛋花，撒上蔥絲即可。

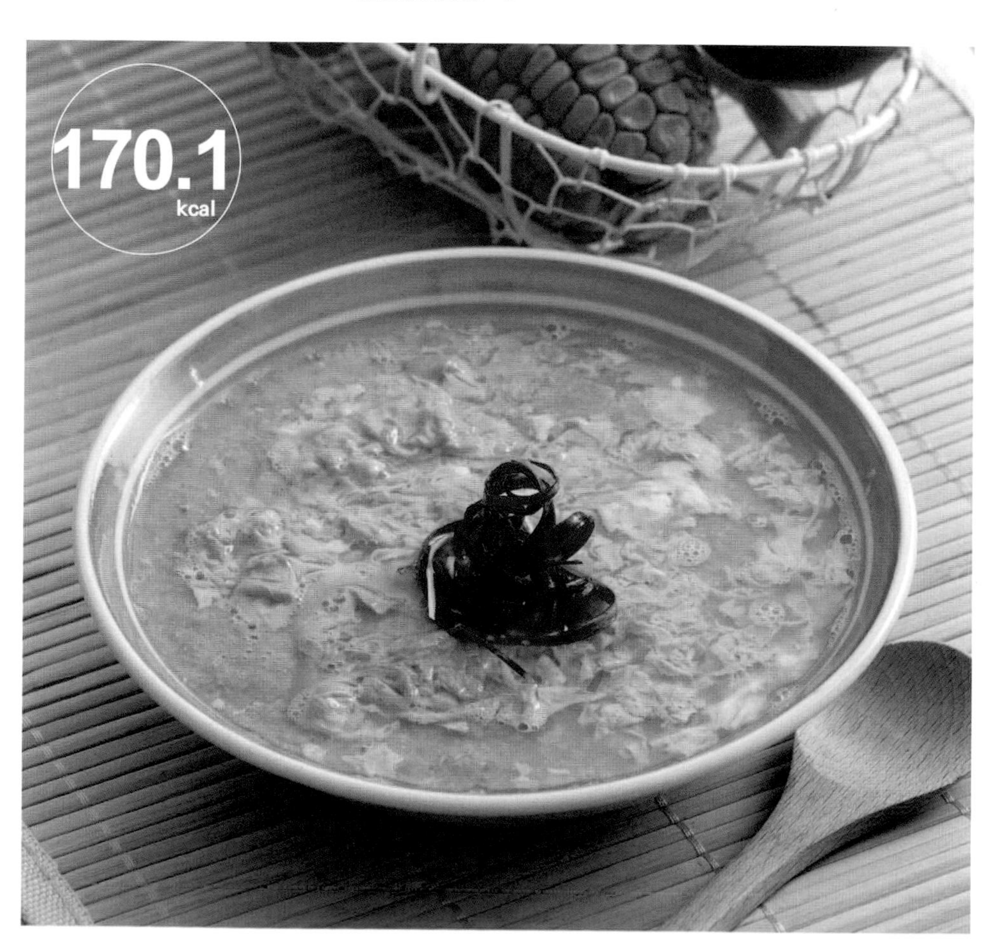

蛋白質：8.7	碳水化合物：17.9	脂肪：7.1

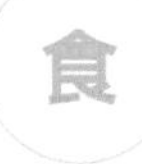
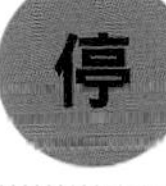
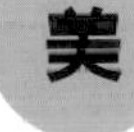

水
油
食
停
美

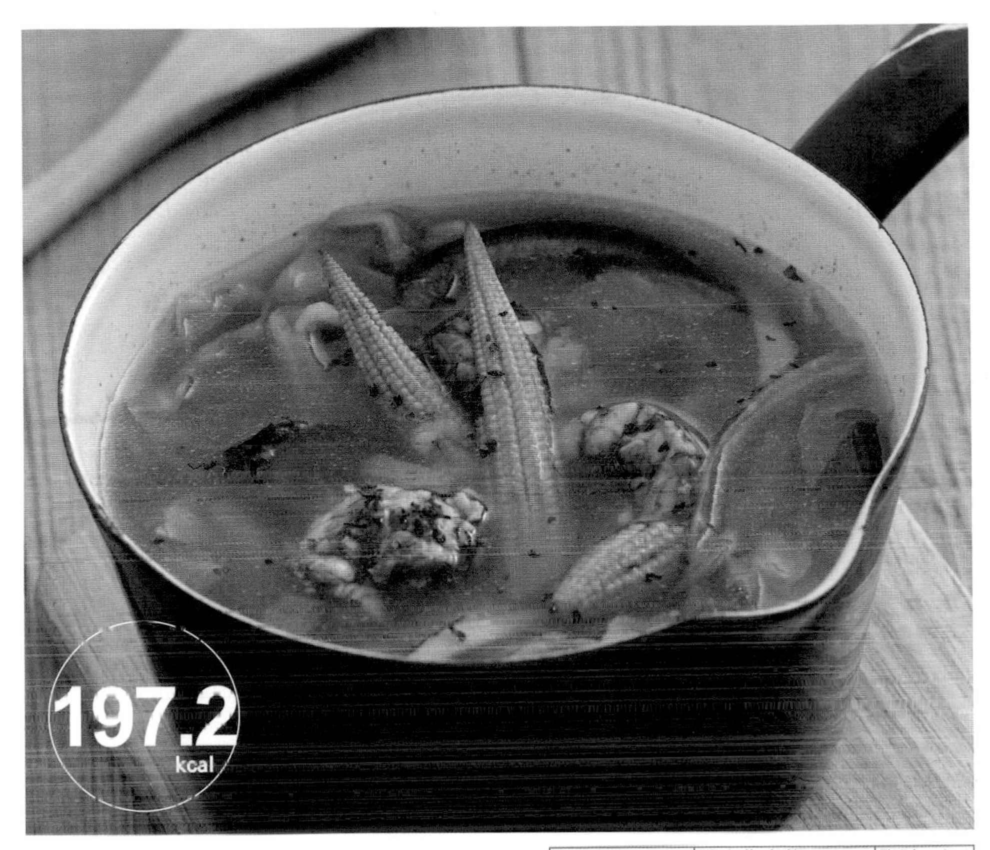

蛋白質：14.7	碳水化合物：24.2	脂肪：6.4

中式料理

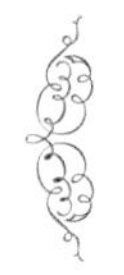

甜蝦蔬菜湯

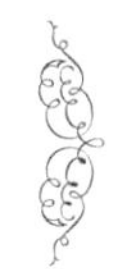

材料

剝殼鮮蝦 6 隻
高麗菜 105g
玉米筍 3 根
西洋芹 30g
番茄 1 顆（100g）
洋蔥 40g
紅蘿蔔 20g
橄欖油 1 小匙
蝦高湯 400g
胡椒、鹽 少許

做法

1. 所有食材洗淨。高麗菜切粗絲，西洋芹切小丁，番茄與紅蘿蔔切塊，洋蔥切絲。
2. 鍋中注入橄欖油，先放入洋蔥、炒至金黃色再加入紅蘿蔔、西洋芹、玉米筍略炒，接著加入高湯及高麗菜、番茄轉至大火煮軟。
3. 最後加入剝殼鮮蝦，滾煮 2 分鐘，加胡椒、鹽調味即可。

營養師の小叮嚀

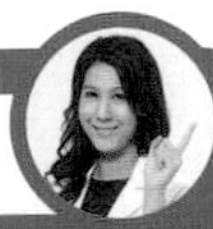

- 可另外加入蛋花 1 顆（約80大卡），增加蛋白質的攝取量與飽足感。
- 含多種顏色蔬菜，符合彩虹蔬食的原則，有益身體健康。

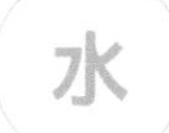

油

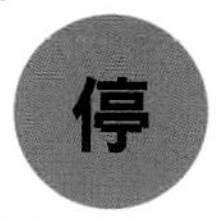

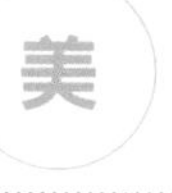

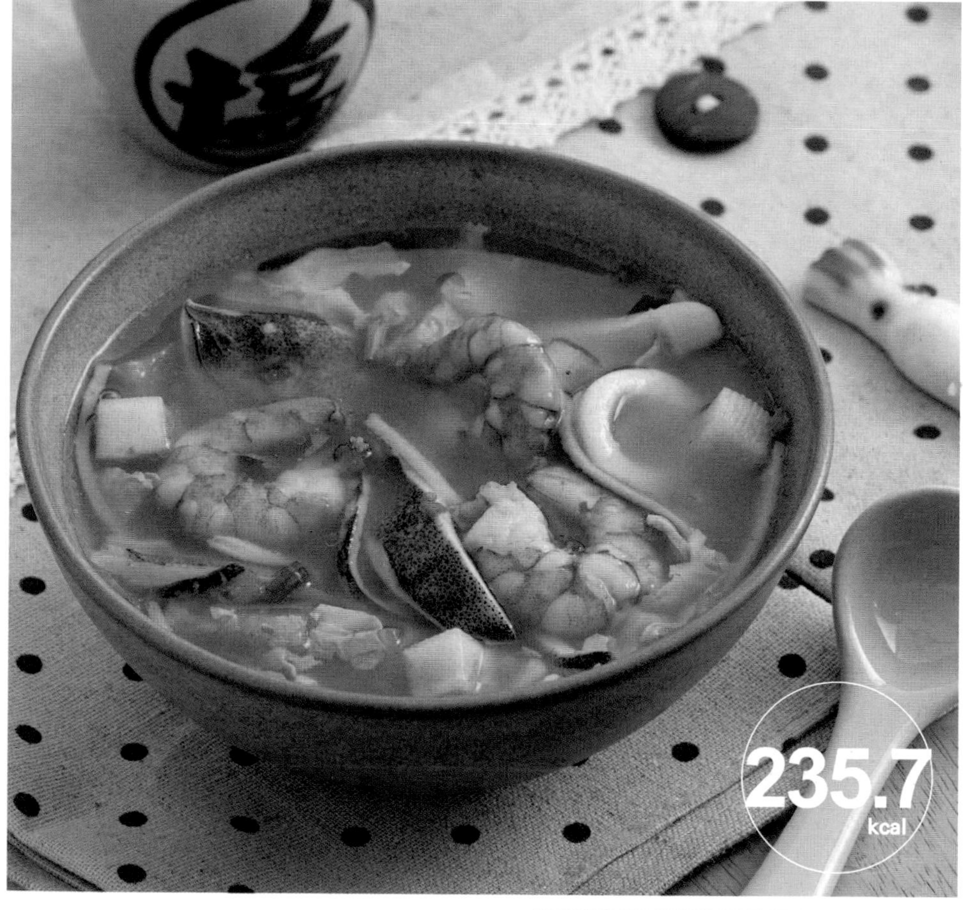

蛋白質：26.6	碳水化合物：15.1	脂肪：6.9

中式料理

海鮮湯

材料

中卷 2 隻（35g）
剝殼鮮蝦 3 隻
蟹肉棒 3 條（40g）
蛋 1 顆
大黃瓜 110g
蝦高湯 300c.c.
嫩薑絲 10g
鹽 少許

做法

1. 所有食材洗淨。大黃瓜切丁、中卷切段。蛋打散成蛋液。
2. 大黃瓜、中卷、剝殼鮮蝦汆燙備用。
3. 鍋中注入高湯、1 碗清水，放入做法 2 和蟹肉棒、嫩薑絲，煮沸後加鹽調味，打入蛋液即可。

中式料理

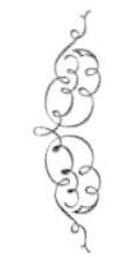
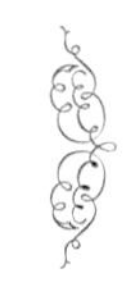

蛤蜊絲瓜湯

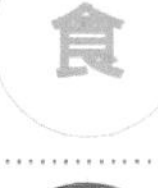
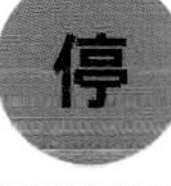
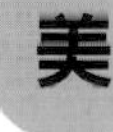

水

油

食

停

美

材料

蛤蜊 10 顆
絲瓜 1 條（430g）
嫩薑 少許
米酒 2 小匙
白胡椒、鹽 少許

做法

1. 所有食材洗淨。蛤蜊放鹽水中靜置，吐沙 2 小時後洗淨，絲瓜切大塊，嫩薑切絲。
2. 將絲瓜、蛤蜊、薑絲及米酒盛入大碗中，放入電鍋中蒸煮，約 20 分鐘。
3. 加白胡椒、鹽調味即可。

營養師の小叮嚀

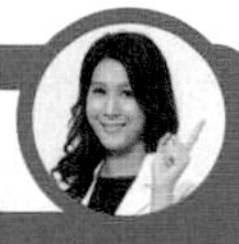

此道湯品的熱量較低，可以搭配麵線40g（約120大卡）一起食用。

TIPS

勿加水，以免沖淡絲瓜的自然清甜。

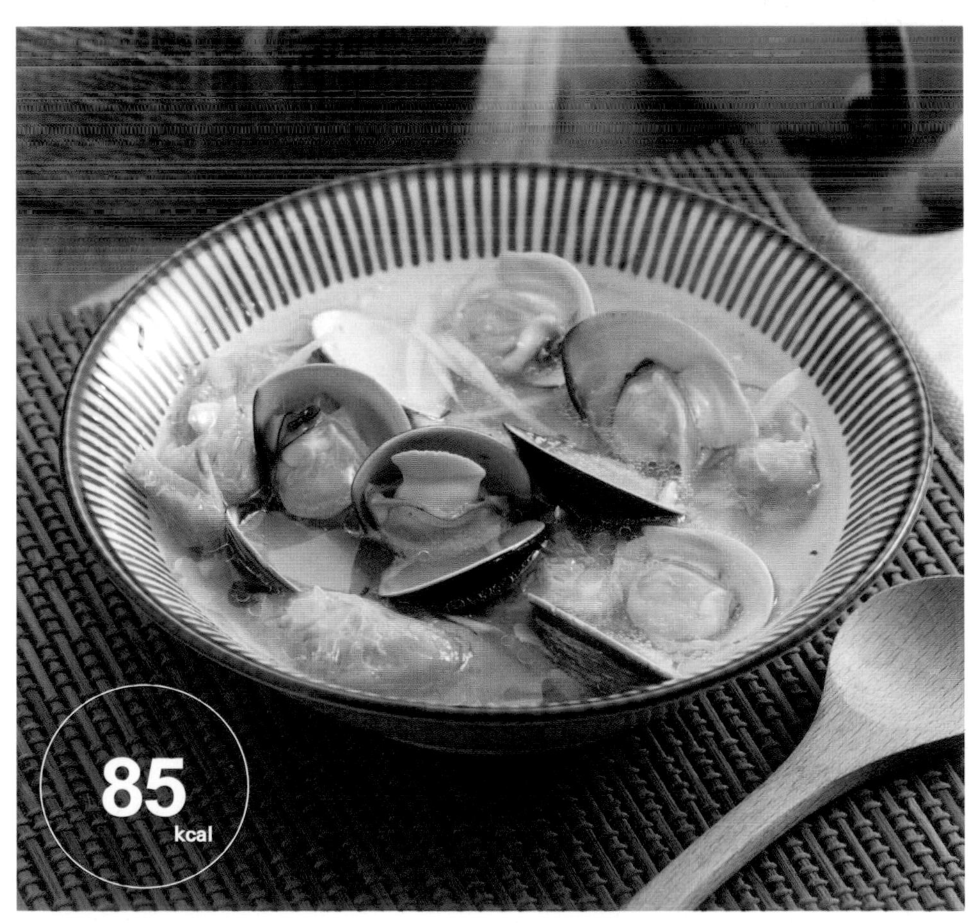

蛋白質：5.8	碳水化合物：11.1	脂肪：0.5

中式料理

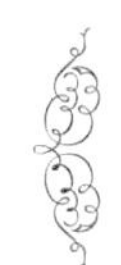

冬瓜玉米蛋花湯

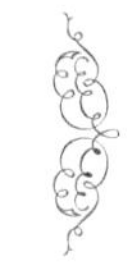

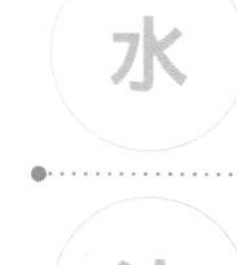

停

材料

蛋 1 顆
玉米粒 70g
冬瓜 110g
大白菜 100g
嫩薑絲 10g
雞骨高湯 300c.c.
鹽 少許

做法

1. 所有食材洗淨。冬瓜切塊、大白菜切絲。
2. 鍋中注入高湯、2 碗清水，放入蛋以外的所有材料，大火煮沸。
3. 最後打入蛋花，加鹽調味即可。

蛋白質：16.1	碳水化合物：18.2	脂肪：8.7

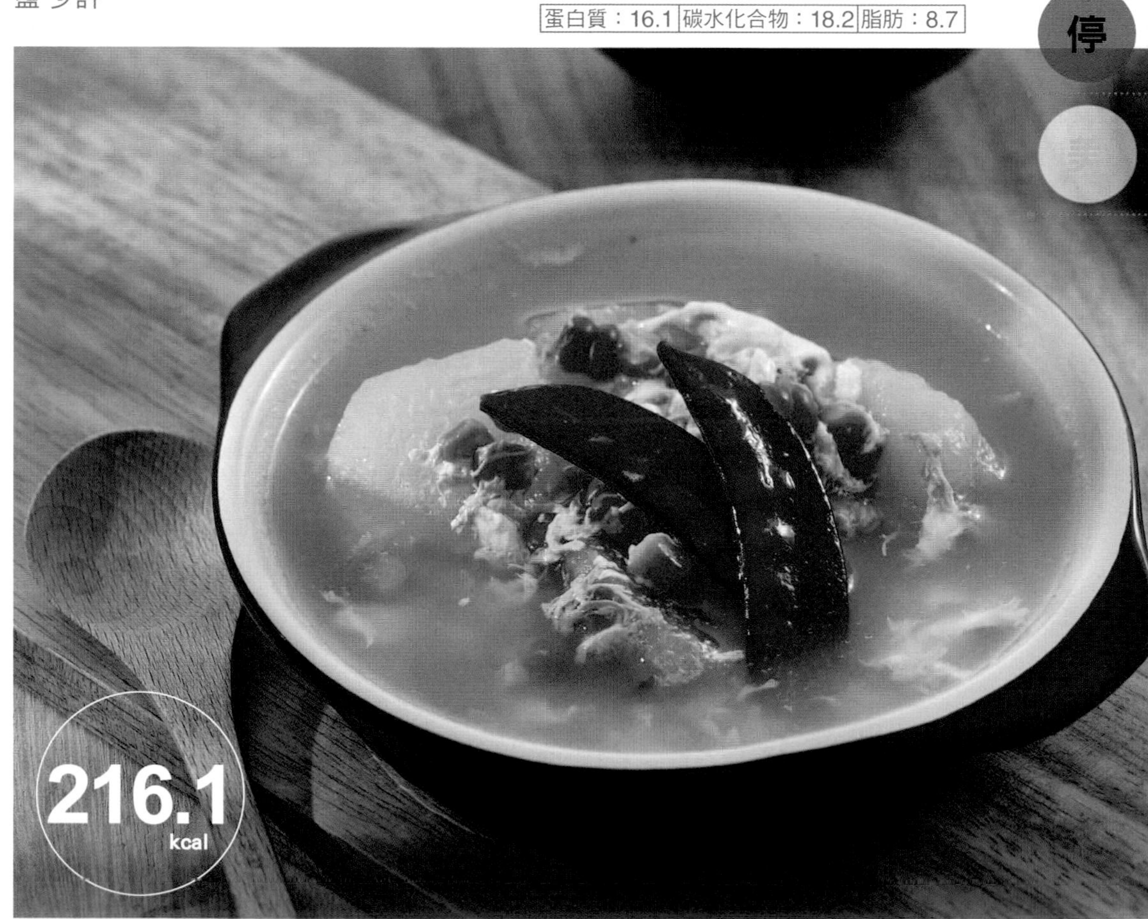

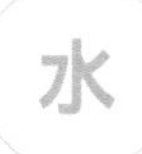

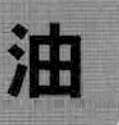

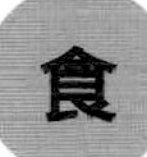

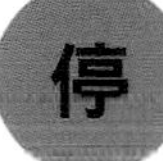

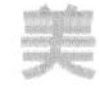

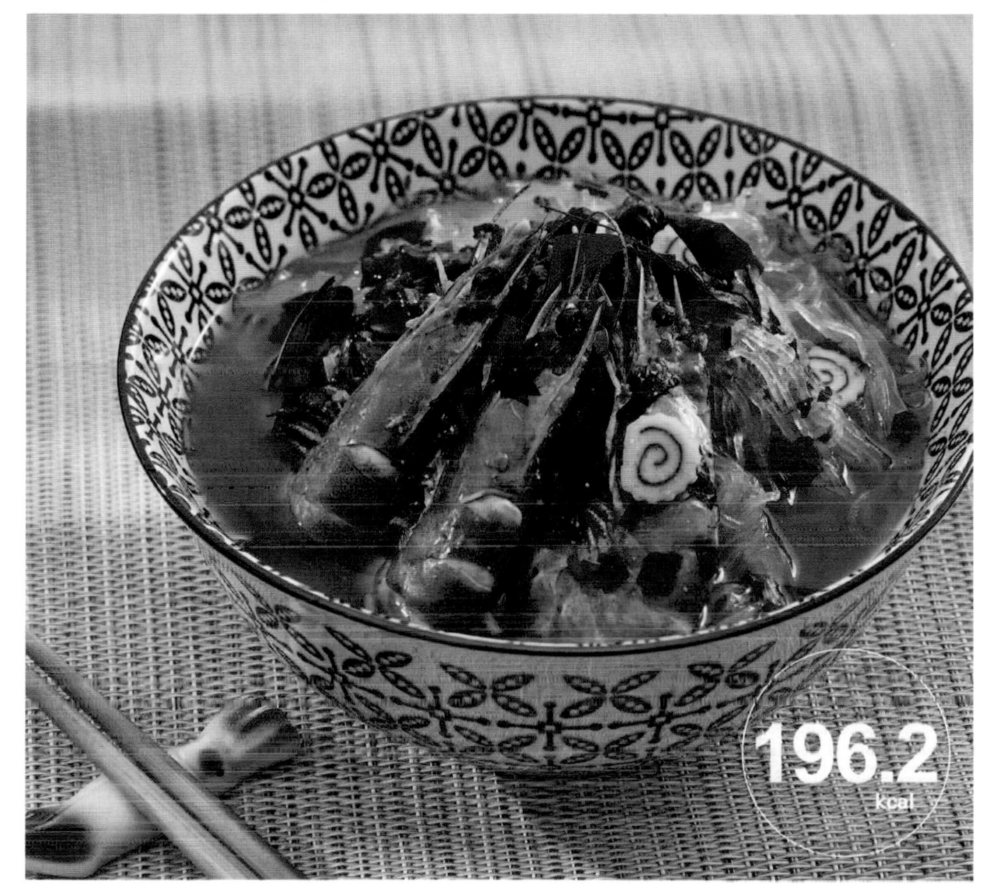

蛋白質：18.3	碳水化合物：28.2	脂肪：0.9

日式料理

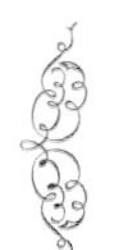

海帶芽
味噌春雨湯

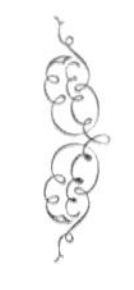

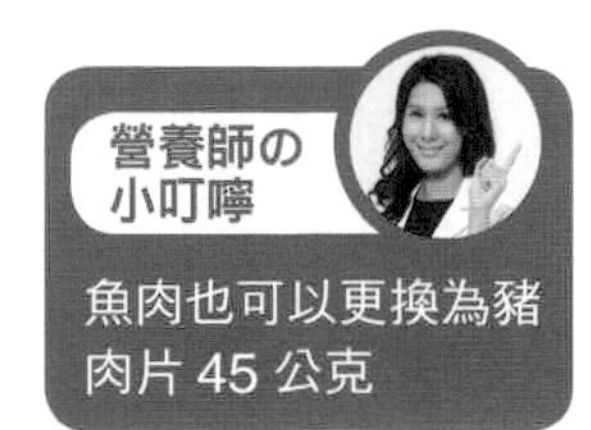

魚肉也可以更換為豬肉片 45 公克

材料

鯛魚片 45g
鮮蝦 3 隻
魚板 10g
冬粉 1 把（20g）
洋蔥 20g
海帶芽 5g
味噌 15g
嫩薑、蔥花 少許

做法

1. 所有食材洗淨。鯛魚片切塊、洋蔥、嫩薑切絲。
2. 鍋內加 3 碗清水煮開，放入洋蔥絲、海帶芽、嫩薑絲煮沸。
3. 味噌（可先以溫水溶解，較易攪散）加入做法 2 的湯中拌勻，再加魚片、鮮蝦、魚板、冬粉煮沸，起鍋後撒上蔥花即可。

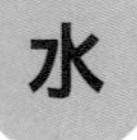

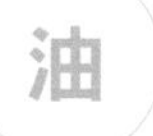

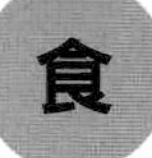

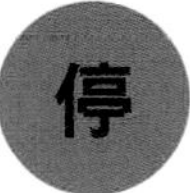

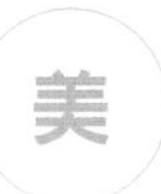

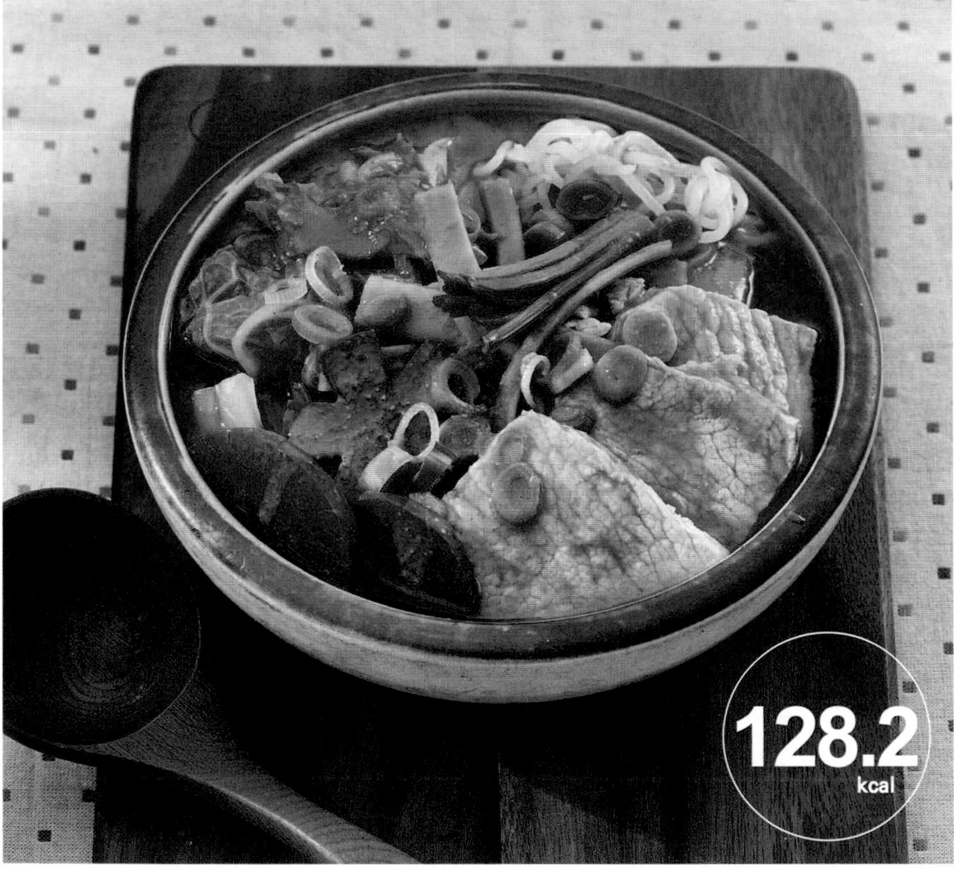

蛋白質：12.5	碳水化合物：7.5	脂肪：5.5

日式料理

豬肉味噌湯

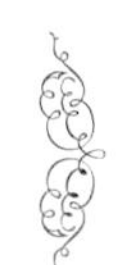

材料

豬肉片 45g
紅蘿蔔 20g
牛蒡 10g
小白菜 50g
蒟蒻 50g
味噌 10g
蔥 少許

做法

1. 所有食材洗淨。紅蘿蔔切片、牛蒡切絲、小白菜切段，蔥切成蔥花。
2. 鍋內注入 3 碗清水，將紅蘿蔔、牛蒡、小白菜、蒟蒻放入，以大火煮開。
3. 煮沸後放入豬肉片、味噌（可先以溫水溶解，較易攪散），待再次煮沸後撒上蔥花即可。

營養師の小叮嚀

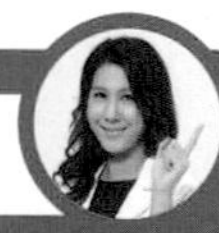

- 豬肉片可利用魚肉片、生豆皮片替換。
- 此道湯品熱量較低，可加入麵條30g（約70～80大卡）。

日式料理

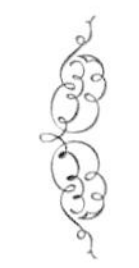

豆腐冷湯

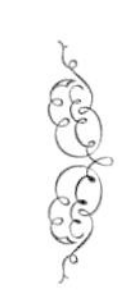

水

油

食

停

美

材料

嫩豆腐 1/2 盒
西洋芹 50g
雞骨高湯 300c.c.
鹽 少許

做法

1. 所有食材洗淨。將豆腐以果汁機打成泥狀。
2. 西洋芹和高湯、1/2 碗清水一同放入鍋內煮 15 分鐘，再將西洋芹過濾掉不用。
3. 將做法 1、2 放入果汁機打勻，加鹽調味即可。

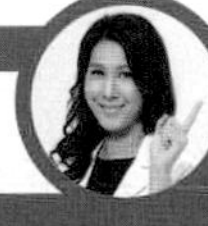

營養師の小叮嚀

- 可以搭配蘇打餅乾 3片（約60~70大卡）一同食用。
- 可添加芝麻、綜合堅果（壓碎）增加口感變化。

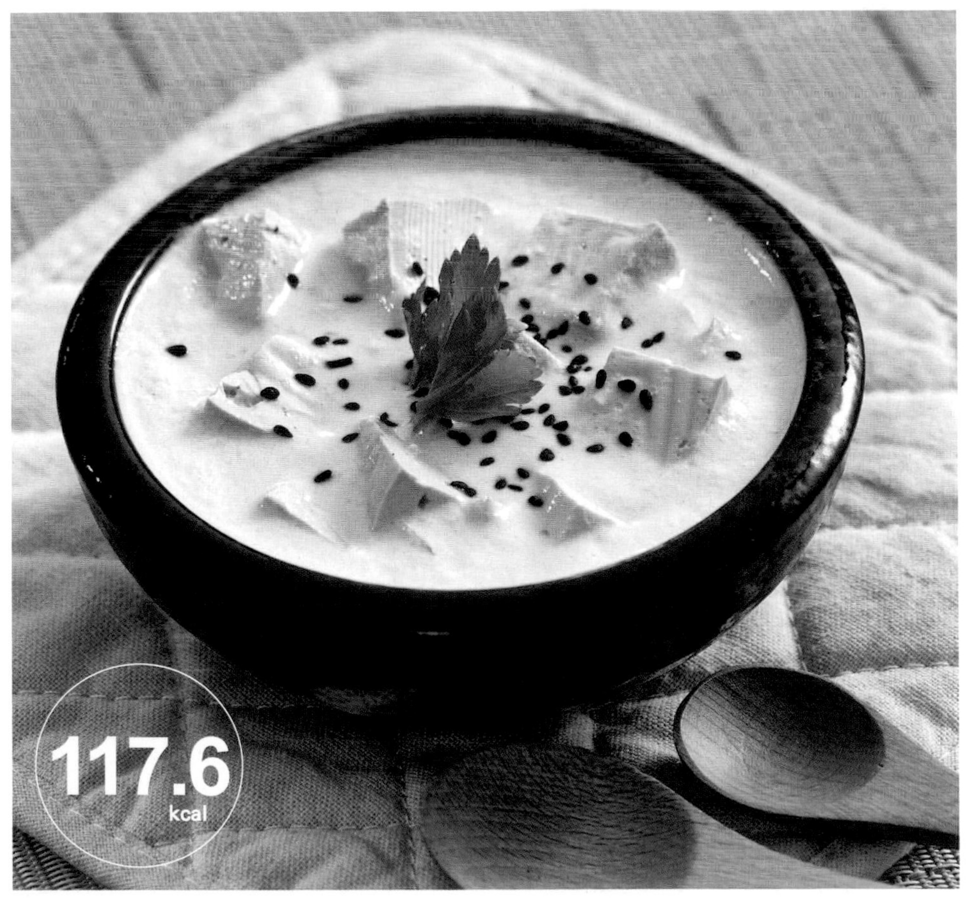

117.6 kcal

蛋白質：12.6 碳水化合物：5.3 脂肪：4.7

250 kcal 以下

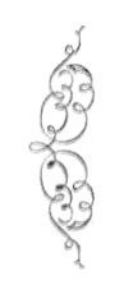

義式料理

南瓜海鮮湯

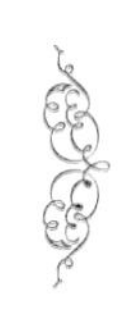

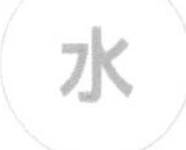

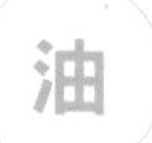

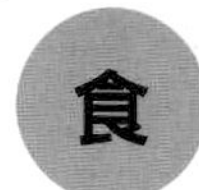

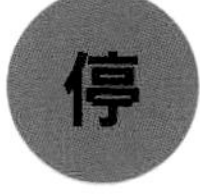

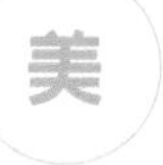

材料

蛤蜊 6 顆
南瓜 135g
杏鮑菇 50g
洋蔥 50g
鮮奶油 10g
薑泥 少許
荳蔻粉、鹽 少許

做法

1. 所有食材洗淨。蛤蜊放鹽水靜置吐沙約 2 小時後洗淨。
2. 南瓜切塊（皮可不去），杏鮑菇、洋蔥切條狀。
3. 南瓜先以電鍋蒸軟。
4. 將所有食材加 3 碗清水放入鍋中煮沸，再加鮮奶油、薑泥、荳蔻粉、鹽調味即可。

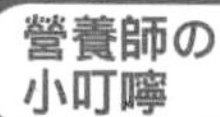

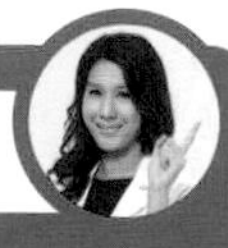

南瓜不去皮可以保留更多膳食纖維。若不去皮，請用軟毛刷洗外皮確保乾淨。

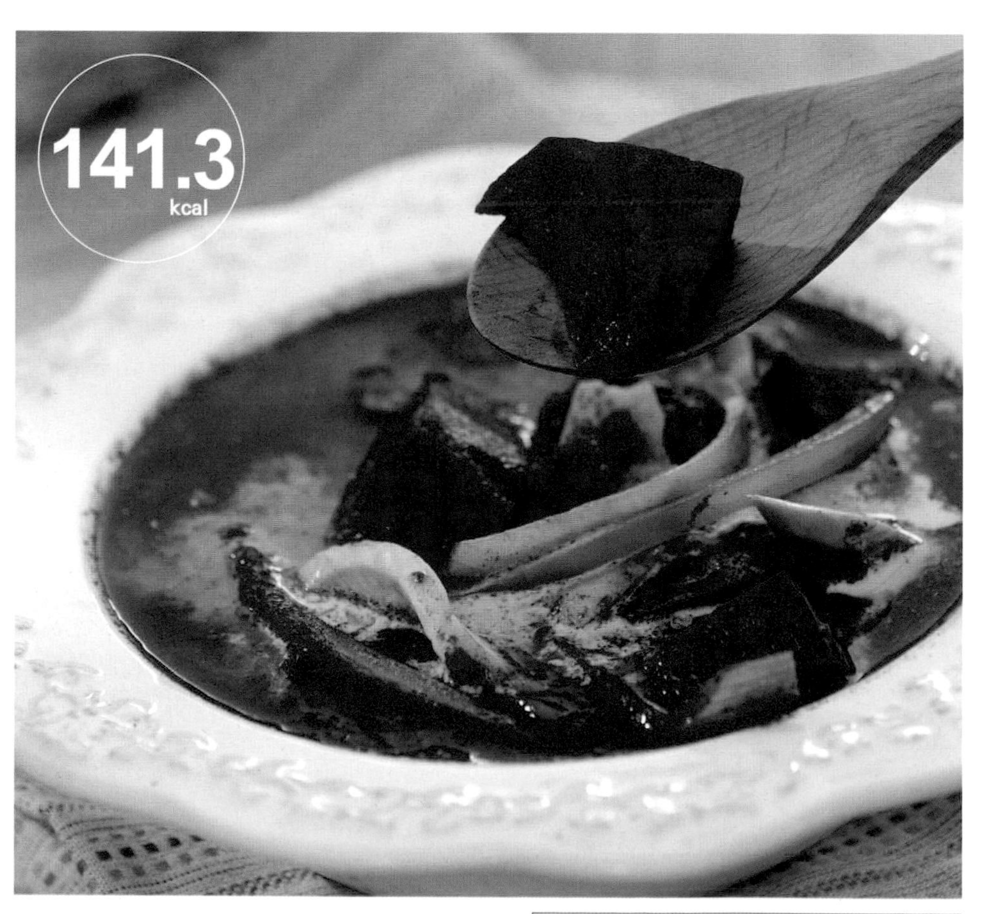

蛋白質：10.3	碳水化合物：24.3	脂肪：3.1

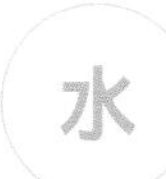

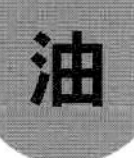

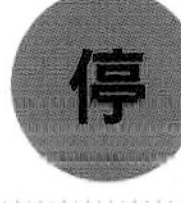

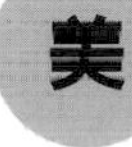

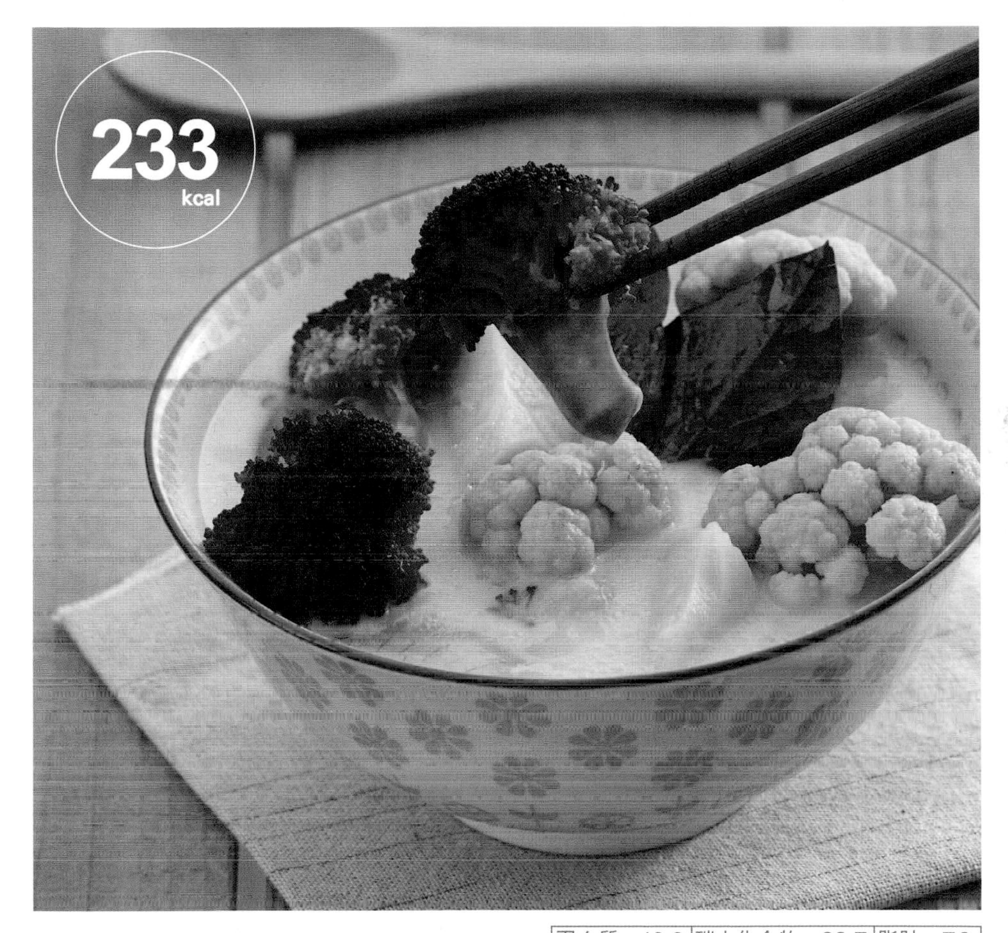

蛋白質：10.9	碳水化合物：32.7	脂肪：7.2

義式料理

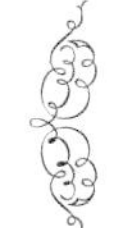

奶香蔬菜湯

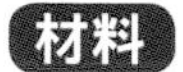

低脂牛奶 240c.c.
馬鈴薯 100g
白花椰菜 75g
青花椰菜 75g
洋蔥 75g
橄欖油 1 小匙
月桂葉 少許
白胡椒粉、鹽 少許

做法

1. 所有食材洗淨。白、青花椰菜和馬鈴薯、洋蔥切塊。
2. 將洋蔥炒至金黃色。
3. 將做法 1、2 的食材放入鍋中，加入清水蓋過食材煮沸。
4. 再加入牛奶、橄欖油、月桂葉煮沸後，轉小火煮 15 分鐘，再以白胡椒粉和鹽調味即可。

TIPS

- 牛奶不可煮太久避免燒焦。
- 白、青花椰菜可以先用果汁機絞碎變化口感。

美式料理

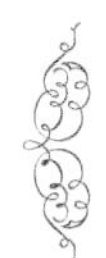

堅果番茄蔬菜湯

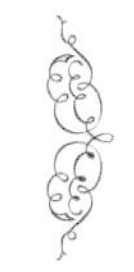

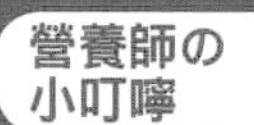
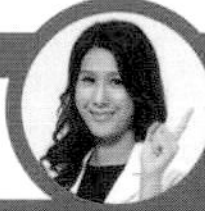

營養師の小叮嚀

堅果種類可依個人喜好挑選，但熱量較高不可過量。

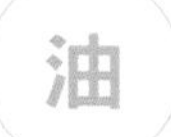
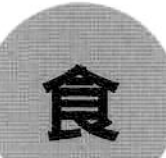
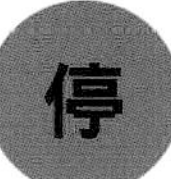
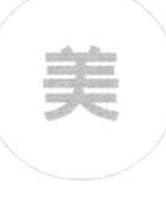

材料

鯛魚片 45g
洋蔥 50g
高麗菜 50g
番茄 1 顆（100g）
原味綜合堅果 10g
橄欖油 1 小匙
巴西利、鹽 少許

做法

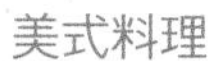

1. 所有食材洗淨。鯛魚片、洋蔥、高麗菜、番茄切塊，堅果壓碎。
2. 熱油鍋，放入洋蔥、高麗菜、番茄拌炒，注入 3 碗清水煮沸。
3. 待蔬菜煮軟後，加入鯛魚片煮沸，接著加鹽調味，然後撒上堅果碎、巴西利即可。

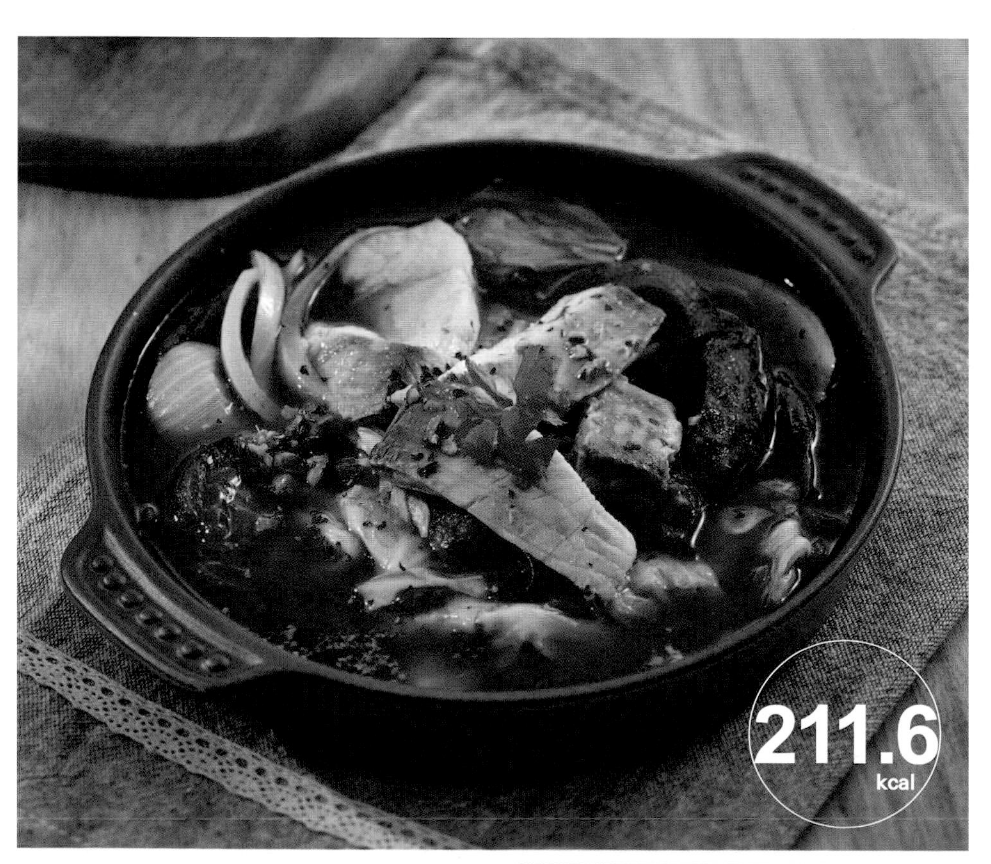

蛋白質：19.5	碳水化合物：17.7	脂肪：11.2

水

油

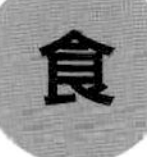

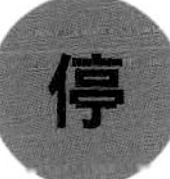

美

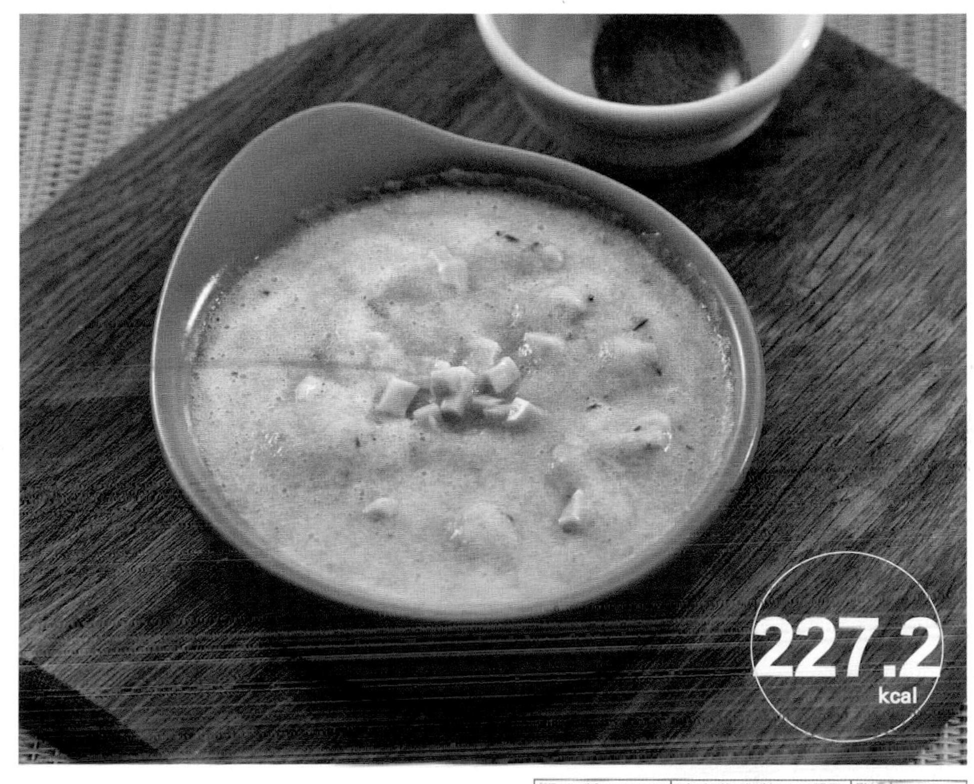

蛋白質：11.9	碳水化合物：17.7	脂肪：12.4

美式料理

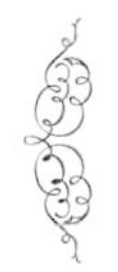

迷迭香
番茄濃湯

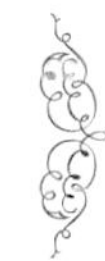

材料

起司絲 20g
洋蔥 75g
小番茄 20 顆(150g)
大蒜 2～3 顆
橄欖油 1 小匙
雞骨高湯 300c.c.
黑胡椒粗粒 少許
新鮮迷迭香葉 少許

做法

1. 所有食材洗淨。大蒜切碎、洋蔥切絲、小番茄切片。
2. 洋蔥以橄欖油炒至半透明狀，再放入大蒜及小番茄片炒軟。
3. 加入高湯、迷迭香煮沸後，轉小火煮 10 分鐘。
4. 將做法 3 倒入食物調理機打成濃稠狀，再加上起司絲、黑胡椒粒即可。

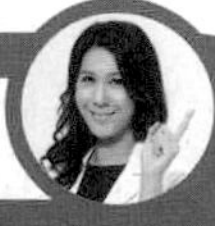

營養師の小叮嚀

多種辛香料富含豐富的抗氧化成分，有助於細胞的保護。

TIPS

使用小番茄、黑胡椒粗粒會使香味更明顯。起司絲也可以用起司片（約 1 片）切成絲即可。

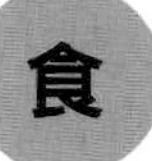

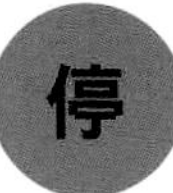

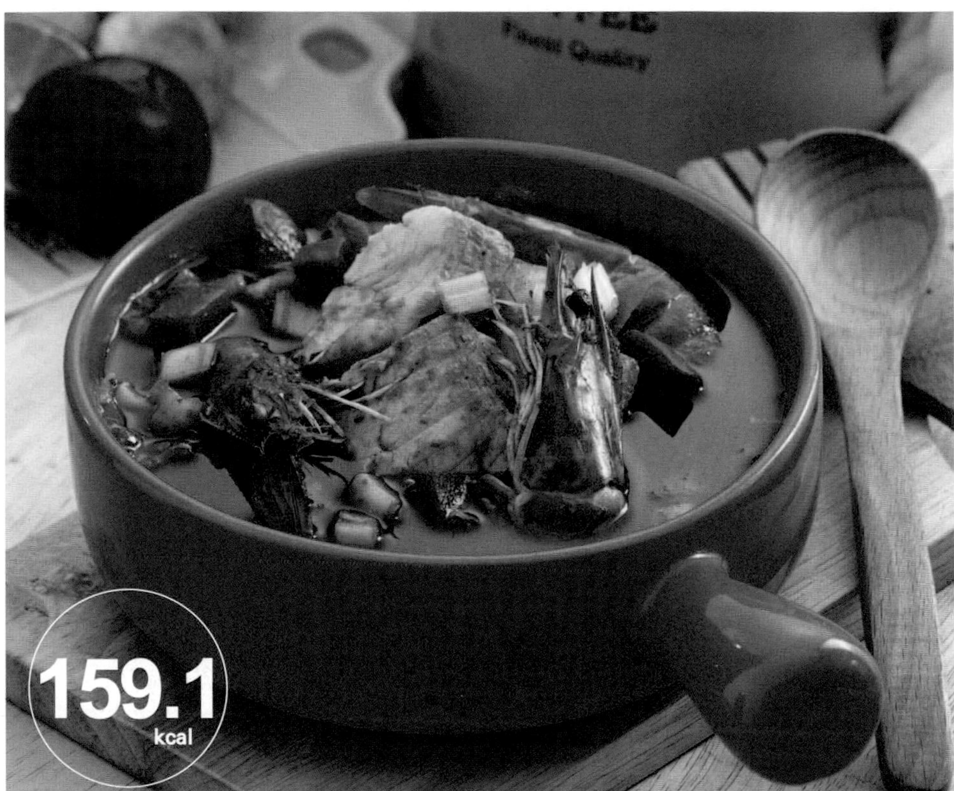

蛋白質：22.8	碳水化合物：15.5	脂肪：0.7

法式料理

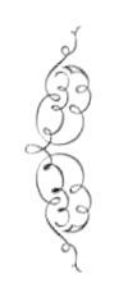

法式蔬菜湯

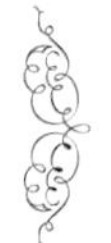

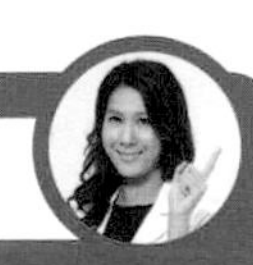

營養師の小叮嚀

罐頭番茄也可利用新鮮番茄1顆取代。此道湯品熱量較低，可以搭配蘇打餅乾3片（約60～70大卡）一同食用。

材料

鮮蝦 5 隻
鯛魚片 30g
干貝 3 顆（10g）
罐頭番茄 50g
洋蔥 20g
紅蘿蔔 20g
西洋芹 20g
馬鈴薯 50g
黑橄欖片、鹽 少許

做法

1. 所有食材洗淨。洋蔥、紅蘿蔔、西洋芹、馬鈴薯切成小丁。
2. 鮮蝦、干貝、鯛魚片汆燙過備用。
3. 鍋中注入 2 碗清水，放入罐頭番茄（包含醬汁）、洋蔥、紅蘿蔔、西洋芹、馬鈴薯煮沸。
4. 再將做法 2 的材料加入，再次煮沸後，加鹽調味、以橄欖片點綴即可。

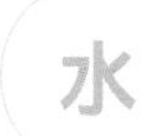

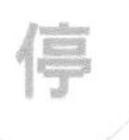

水

油

食

停

美

法式料理

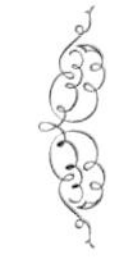

蘑菇湯

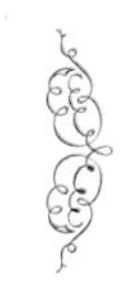

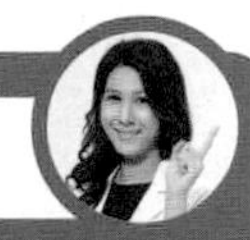

營養師の小叮嚀

若冰箱中有其他菇類，也可以互相取代替換，增加湯品變化性。

材料

蘑菇 100g
洋蔥 30g
橄欖油 1 小匙
雞骨高湯 300c.c.
鮮奶油 10g
黑胡椒、鹽 少許

做法

1. 所有食材洗淨。蘑菇切薄片，洋蔥切碎。
2. 熱鍋倒入橄欖油，轉小火拌炒洋蔥、蘑菇，至洋蔥顏色變透明。再倒入高湯、1 碗清水，燉至洋蔥、蘑菇軟化關火。
3. 將降溫後的做法 2 倒入食物調理機裡打碎。
4. 再倒入鍋中，小火加熱至滾沸。加入鮮奶油、鹽調味即可。盛碗後可撒些黑胡椒提味。

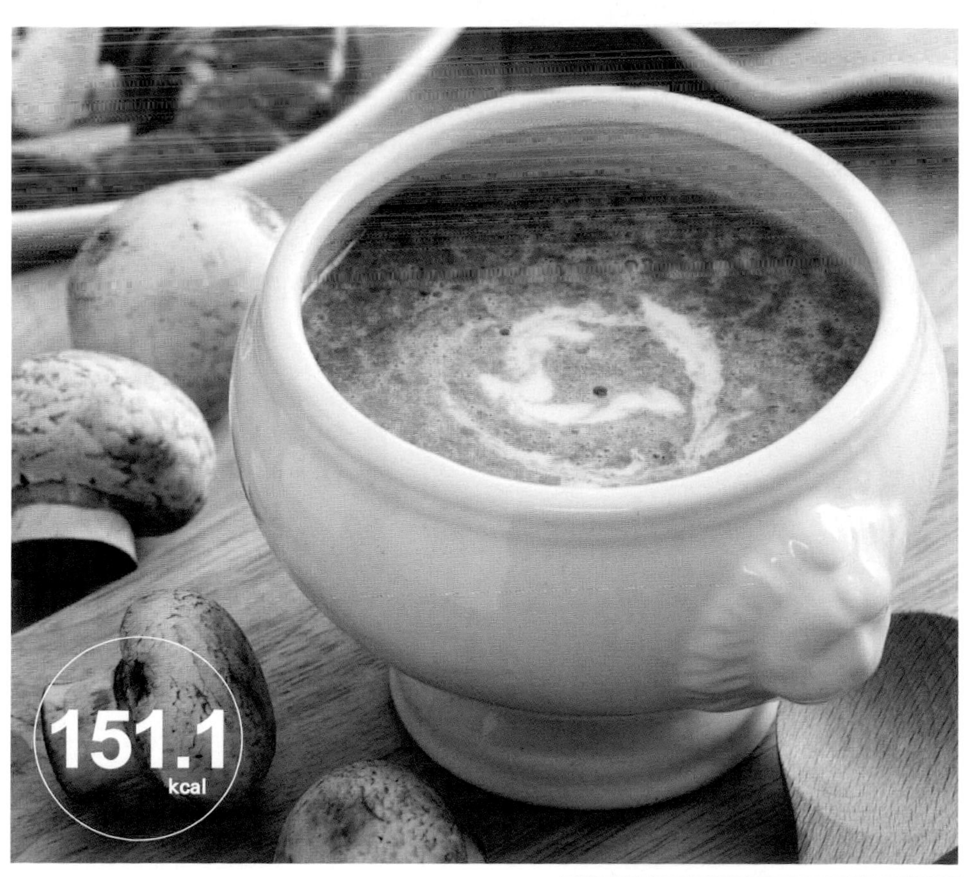

蛋白質：9.3	碳水化合物：9.3	脂肪：8.8

250 kcal 以下

法式料理

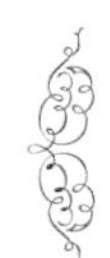

鮮蛤馬鈴薯牛奶湯

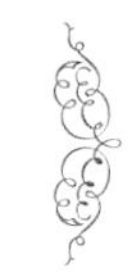

材料

蛤蜊 10 顆
低脂牛奶 240c.c.
馬鈴薯 100g
青花椰菜 100g
白胡椒粉、鹽 少許

做法

1. 所有食材洗淨。蛤蜊放鹽水靜置吐沙約 2 小時後洗淨。馬鈴薯、青花椰菜切塊。
2. 鍋中注入 3 碗清水煮開後，加入馬鈴薯與花椰菜煮 5 分鐘。
3. 再加入牛奶煮開，接著放蛤蜊煮至開口，再以白胡椒、鹽調味即可。

營養師の小叮嚀

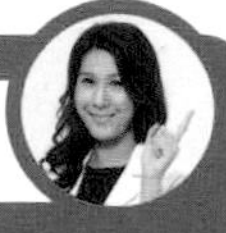

馬鈴薯與花椰菜也可以先用果汁機打碎變化口感。

TIPS

白胡椒粉可以黑胡椒粉代替，但注意勿過量，會搶去香氣。

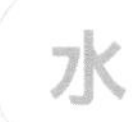

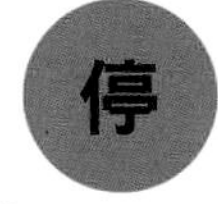

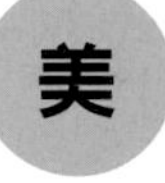

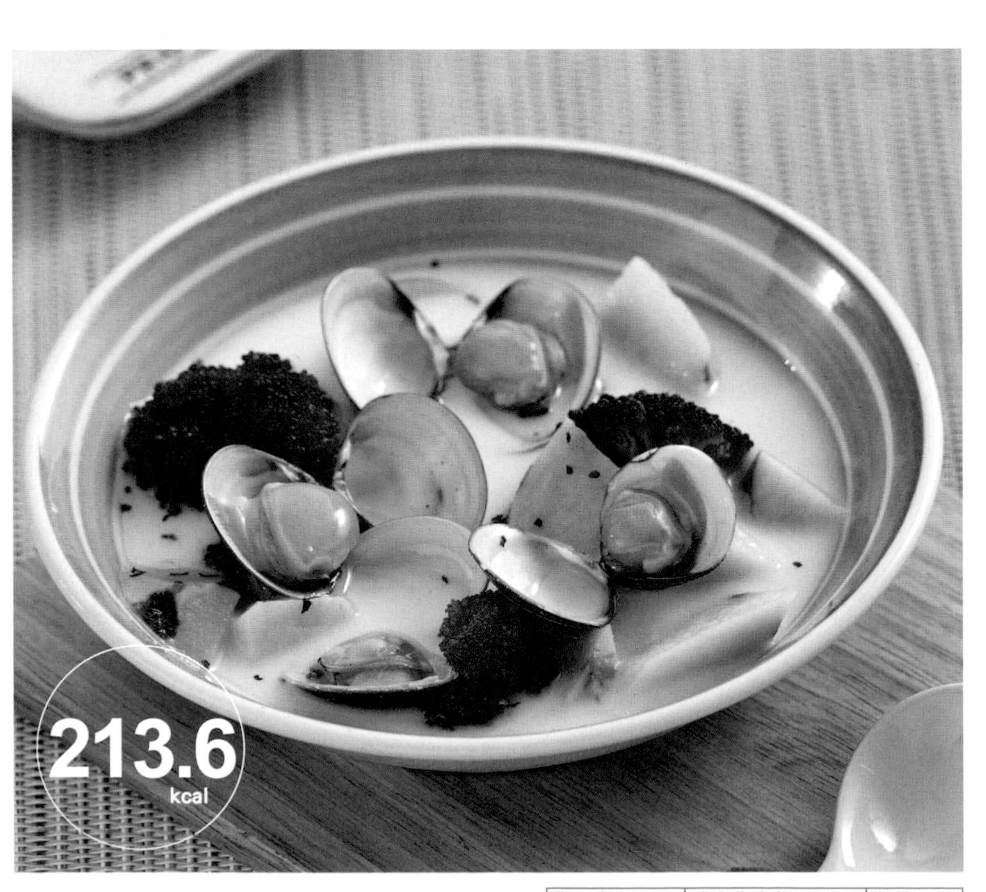

蛋白質：16.2	碳水化合物：30.3	脂肪：3.6

水

油

食

停

美

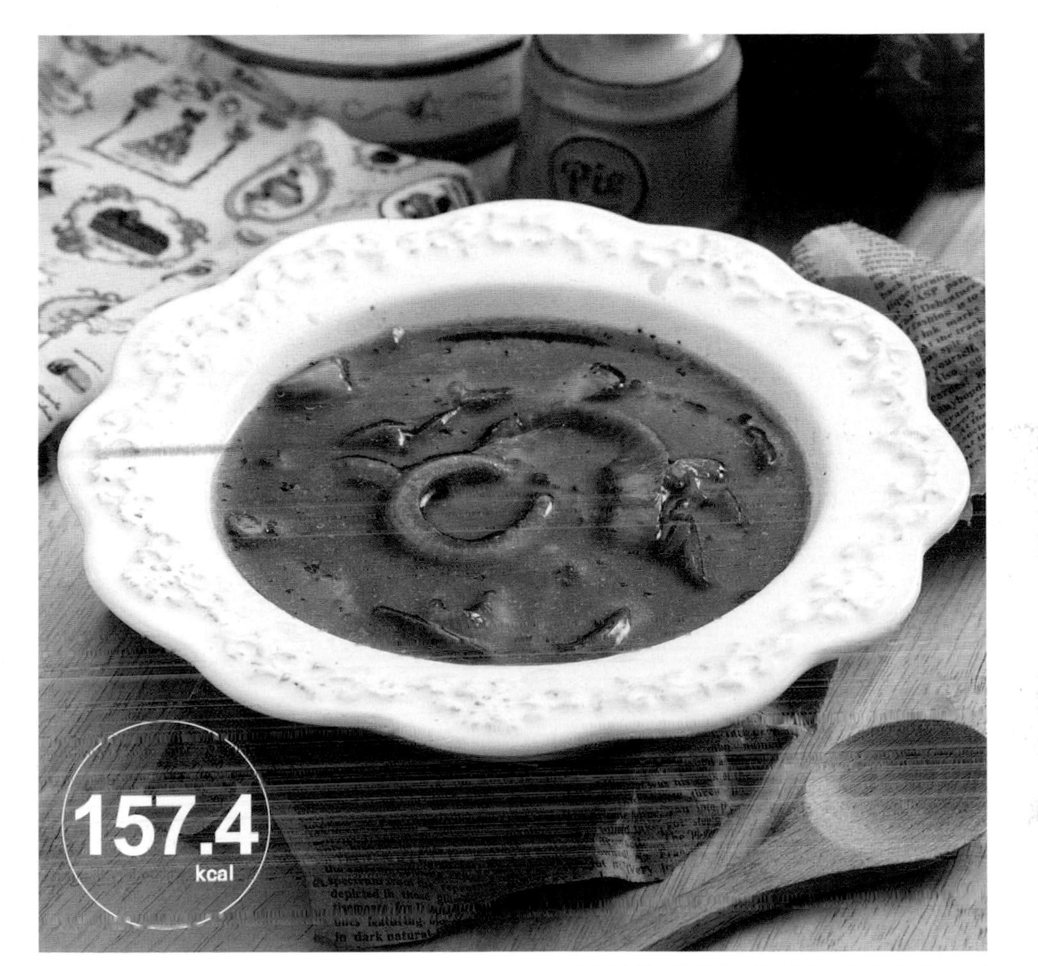

蛋白質：3.4	碳水化合物：17.9	脂肪：6.2

法式料理

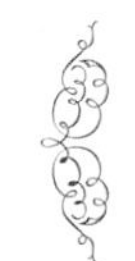

法式洋蔥湯

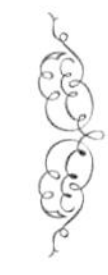

材料

洋蔥 150g
豬骨高湯 300c.c.
白酒 1 大匙
橄欖油 1 小匙
黑胡椒、鹽 少許

做法

1. 所有食材洗淨。洋蔥切片。
2. 鍋中注入橄欖油，爆香洋蔥，炒至洋蔥略帶焦黃色。
3. 倒入高湯、白酒、2 碗清水，滾沸後轉小火煮 30 分鐘。
4. 加入鹽調味，盛碗後撒上黑胡椒即可。

TIPS 可搭配蘇打餅乾 3 片（約 60 ～ 70 大卡）

250 kcal 以下

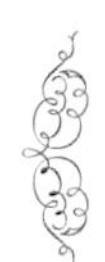

韓式料理

豬肉泡菜蒟蒻湯

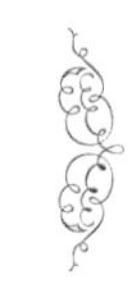

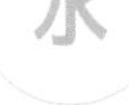

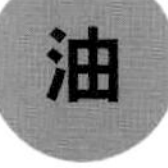

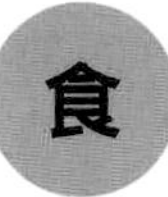

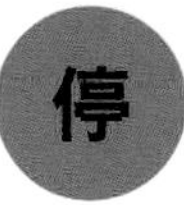

美

材料

豬肉片 45g
嫩豆腐 1/2 盒
韓式泡菜 50g
蒟蒻絲 50g
蔥絲 少許
辣椒粉、胡椒粉 少許
豬骨高湯 300c.c.
鹽 少許

做法

1. 所有食材洗淨。豆腐切塊。
2. 鍋中注入 2 碗清水、高湯、韓式泡菜，煮沸後加辣椒粉、胡椒粉、鹽調味。
3. 加入豆腐、蒟蒻絲，再煮約 5 ～ 8 分鐘。
4. 最後加入豬肉煮沸，起鍋前撒上蔥絲即可。

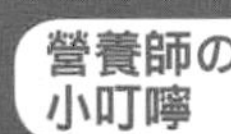

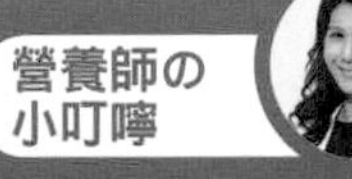

營養師の小叮嚀

- 蒟蒻絲可以依照食量做增減。
- 此道湯品富含可提升代謝的辛香料，是減重一大幫手。

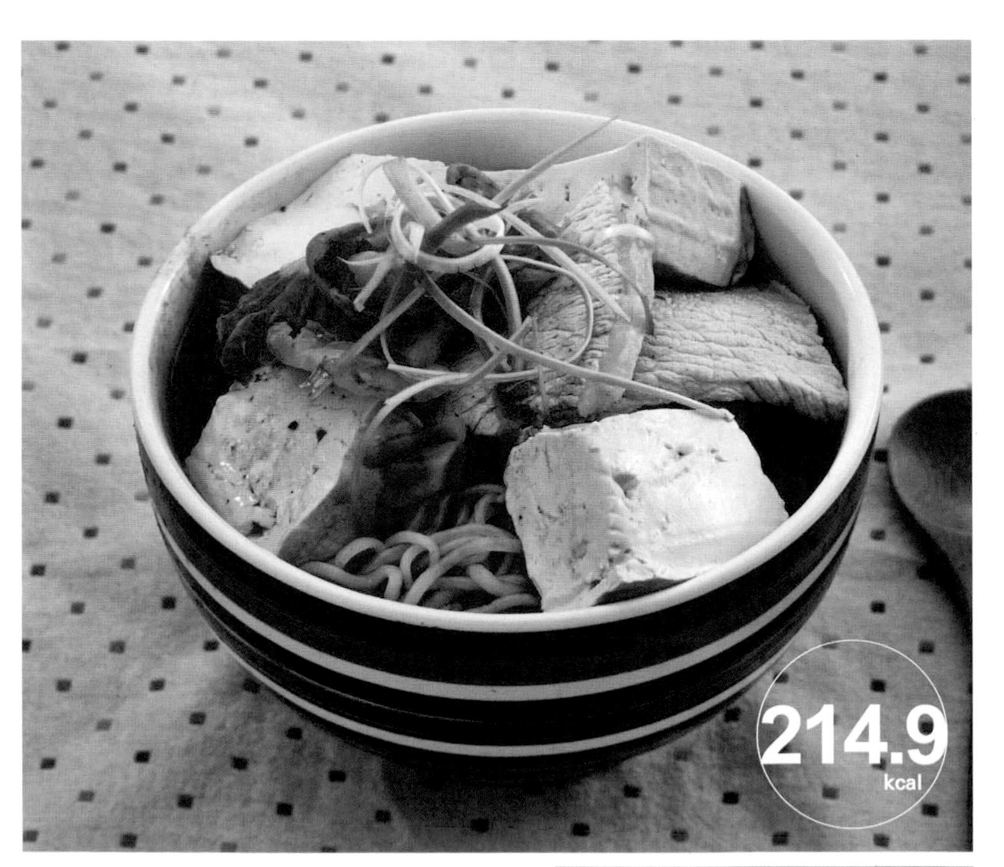

蛋白質：20.2	碳水化合物：10.3	脂肪：9.3

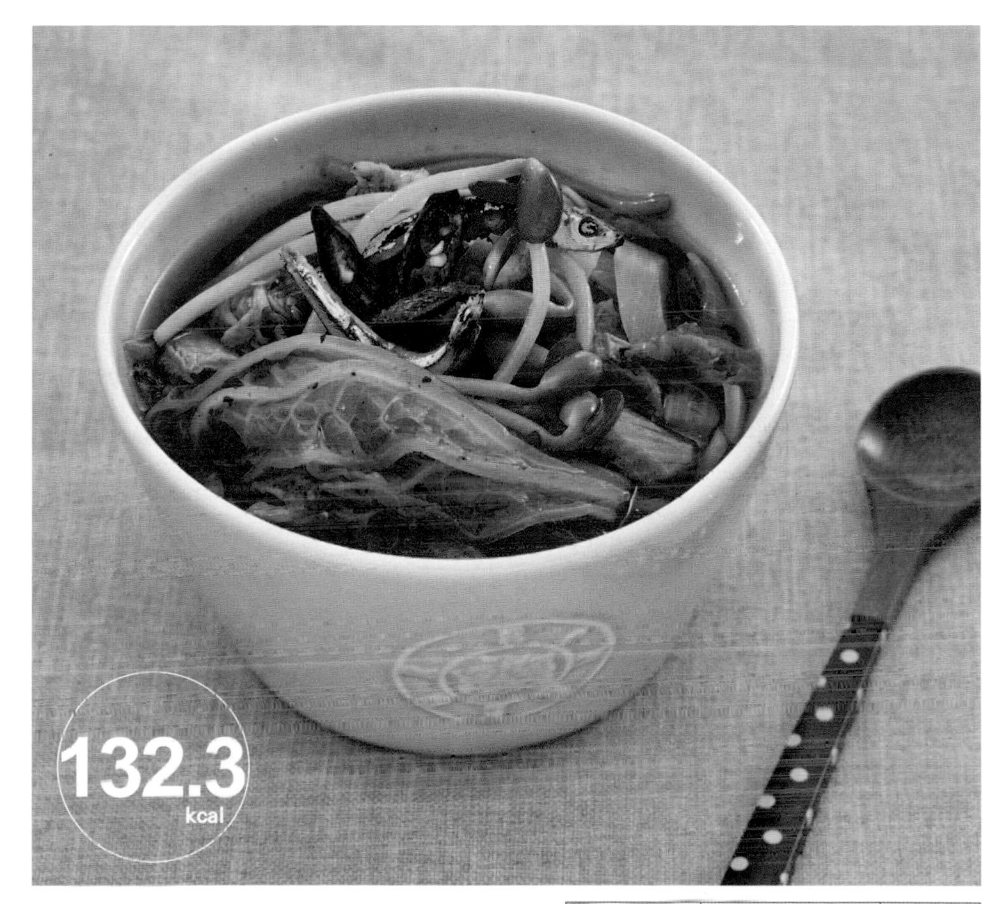

蛋白質：16.3	碳水化合物：15.5	脂肪：1.7

韓式料理

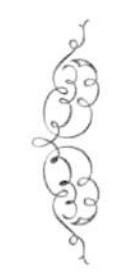

泡菜豆芽湯

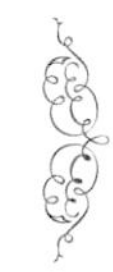

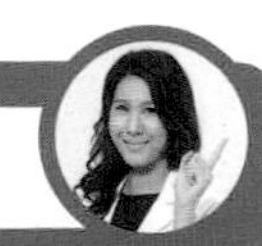

營養師の小叮嚀

此道湯品熱量較低，可加入年糕 30g（約 60～70 大卡）增加飽足感。

材料

小魚乾 10g
豆芽菜 100g
洋蔥 75g
韓式泡菜 50g
海帶芽 5g
大蒜 1 顆
辣椒、鹽 少許

做法

1. 所有食材洗淨。辣椒切片、洋蔥切絲、泡菜切段、大蒜搗成蒜泥、豆芽菜汆燙。
2. 鍋中注入 3 碗清水煮沸，小魚乾放入滾水裡，熬 30 分鐘後，再放入海帶芽煮成高湯。
3. 把豆芽菜、泡菜、洋蔥放入做法 2 的高湯裡煮沸，加入蒜泥、鹽調味即可。

250 kcal 以下

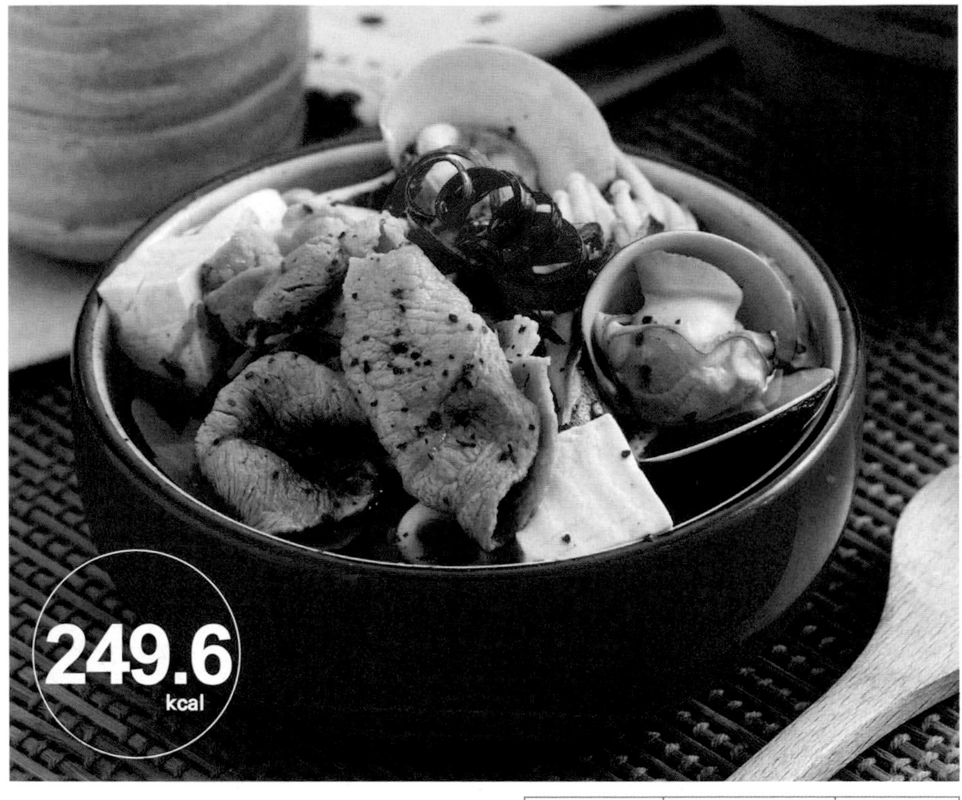

蛋白質：23.4 | 碳水化合物：9.9 | 脂肪：12.9

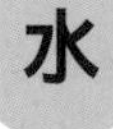

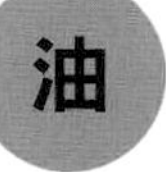

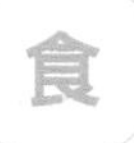

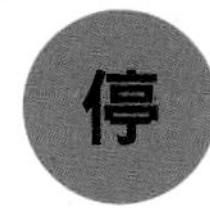

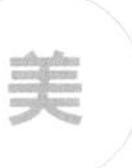

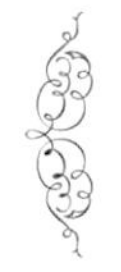

韓式料理

豆腐鍋

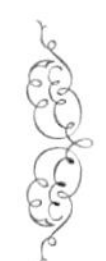

材料

豬肉片 30g
蛤蜊 5 顆
小魚乾 10g
嫩豆腐 1/2 盒
洋蔥 40g
金針菇 30g
大蒜 1 顆
蔥花 5g
橄欖油 2 大匙
韓式辣醬 1 小匙
鹽 少許

做法

1. 所有食材洗淨。蛤蜊放鹽水中靜置，吐沙 2 小時後洗淨。洋蔥切絲、大蒜切末。
2. 熱鍋注入橄欖油，放入洋蔥、蒜末炒香後，再加韓式辣醬拌炒。
3. 注入 3 碗清水，加入蛤蜊、小魚乾、金針菇煮沸。
4. 放入嫩豆腐、豬肉片，再次煮沸後、加鹽調味，撒上蔥花即可。

營養師の小叮嚀

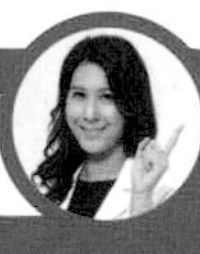

此道湯品有添加韓式辣醬，口味較重。可自行添加水分調整味道，減重過程中避免口味過重喔！

Part 4

400 kcal 以下

應用篇 II／
啟動燃脂力！
251 ～ 400 大卡的美味包瘦湯，
體重超標也可以輕鬆瘦！

對多數體重超標的人，
填飽肚子才有辦法繼續在減肥之路上走下去，
本章準備的湯品，卡路里介於 251 ～ 400 間，
讓你輕鬆就飽足！

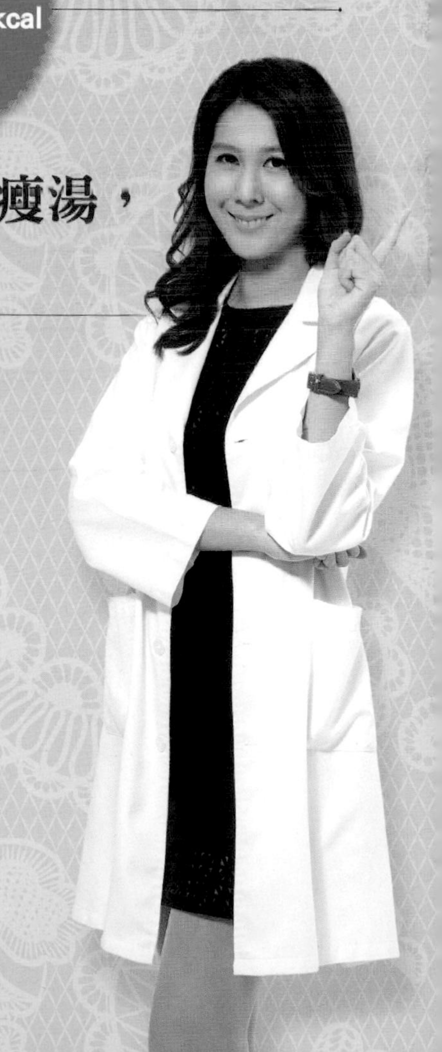

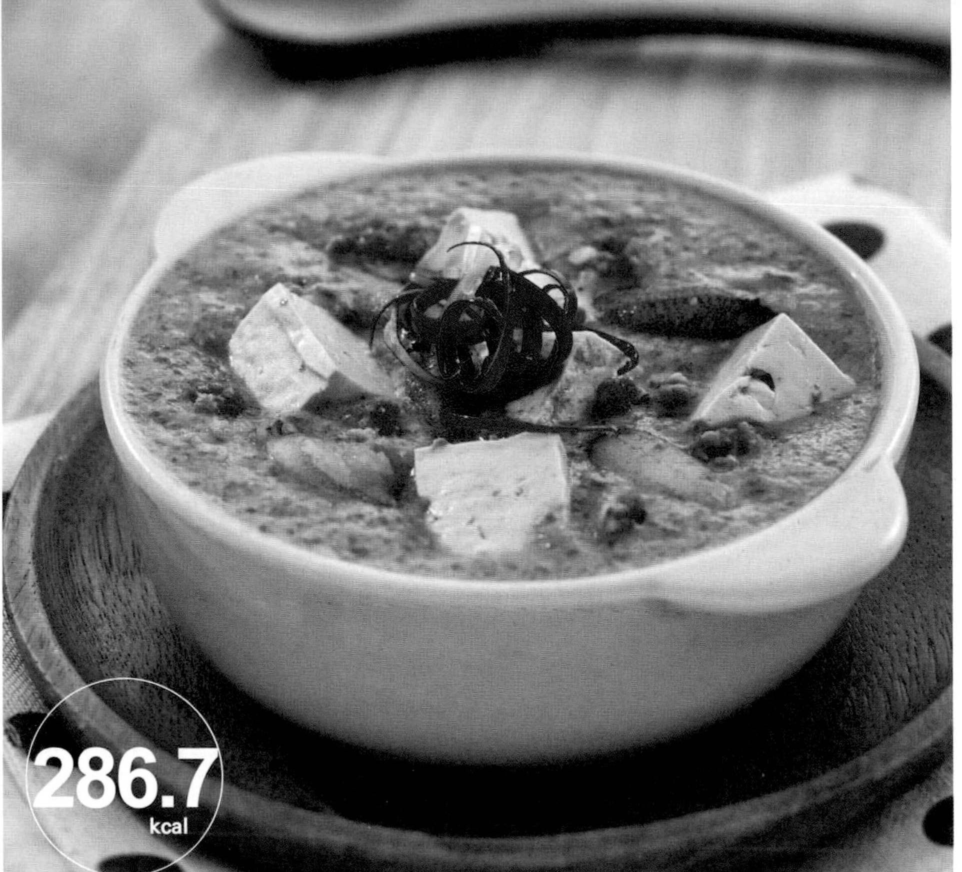

水

油

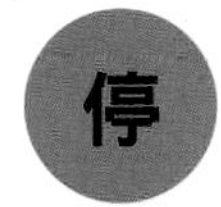

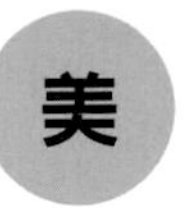

蛋白質：20	碳水化合物：22.1	脂肪：13.2

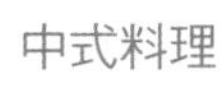
中式料理

蟹黃豆腐煲

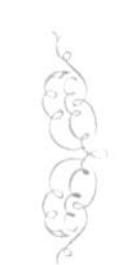

材料

蟹管肉 40g
鹹蛋黃 1 個
嫩豆腐 1/2 盒
紅蘿蔔 30g
山藥 55g
蔥 1 支 20g
橄欖油 1 小匙
雞骨高湯 300c.c.
鹽 少許

做法

1. 所有食材洗淨。紅蘿蔔、山藥均去皮，分別磨成泥狀。蟹管肉剝成絲狀、鹹蛋黃壓碎、嫩豆腐切塊狀、蔥切絲。
2. 熱油鍋放入紅蘿蔔泥，以小火炒至油呈現橘色，放入蟹管肉及蛋黃碎炒勻。
3. 加高湯及山藥泥煮沸，加鹽調味。放入豆腐略煮入味、撒上蔥絲即可。

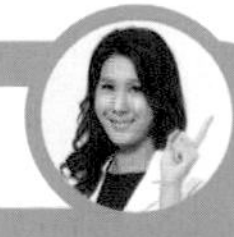

營養師の小叮嚀

蛋黃膽固醇較高，若有高膽固醇血症者可將蛋黃減量或去除。

TIPS

山藥泥是用來增加黏稠度、取代太白粉。

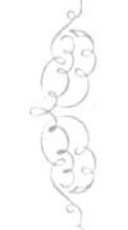

中式料理

繽紛瘦身湯

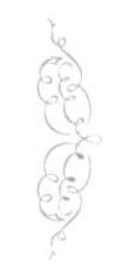

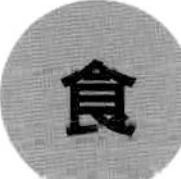

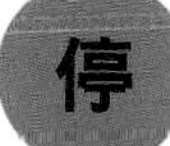

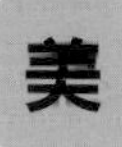

水

油

食

停

美

材料

排骨 105g
蓮藕 50g
紅蘿蔔 10g
玉米筍 3 根
洋蔥 20g
番茄 1/2 顆（50g）
蘋果 1/2 顆（65g）
水梨 1/4 顆（65g）
芹菜 10g
香油 1 小匙
鹽 少許

做法

1. 所有食材洗淨，蓮藕切片，紅蘿蔔、洋蔥、番茄、蘋果、水梨切塊，玉米筍切段，芹菜切末。
2. 鍋中注入 3 碗清水，放入所有食材煮沸。
3. 煮沸後，轉小火煮約 30 分鐘，加入香油、鹽調味即可。

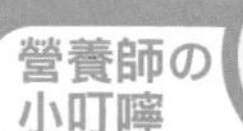

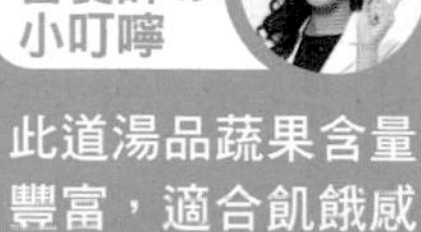

營養師の小叮嚀

此道湯品蔬果含量豐富，適合飢餓感較重的時候食用。

TIPS

排骨先以滾水汆燙過，洗淨備用。

蛋白質：22.2	碳水化合物：25.7	脂肪：20.9

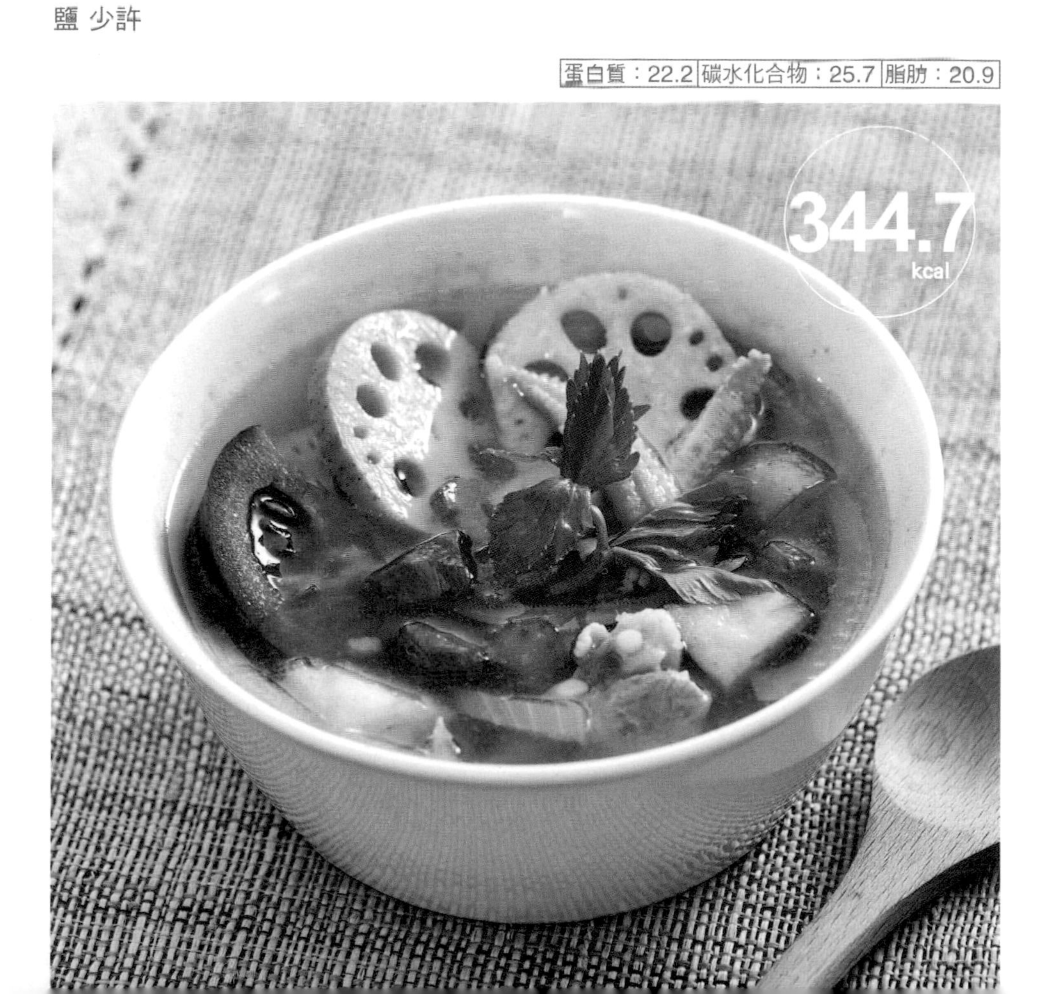

中式料理

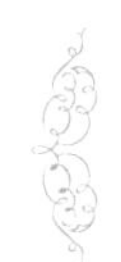

青木瓜鮮魚湯

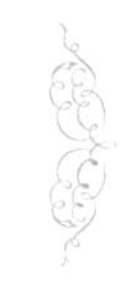

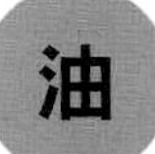

材料

鯛魚 175g
青木瓜 100g
蒟蒻 50g
薑 15g
米酒 1 大匙
鹽 少許

做法

1. 所有食材都洗淨。鯛魚、青木瓜切塊，薑切絲。
2. 鍋中注入 3 碗清水，加入青木瓜及蒟蒻，煮至青木瓜變軟。
3. 再加入鯛魚、薑絲及米酒煮沸，待魚肉熟後，加鹽調味即可。

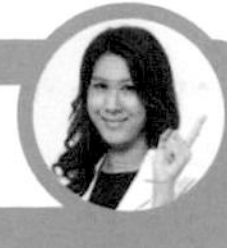

營養師の小叮嚀

鯛魚含有豐富的優質蛋白質，此道湯品搭配規律的運動更能有效鍛鍊肌肉量！

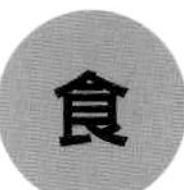

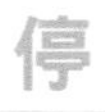

停

美

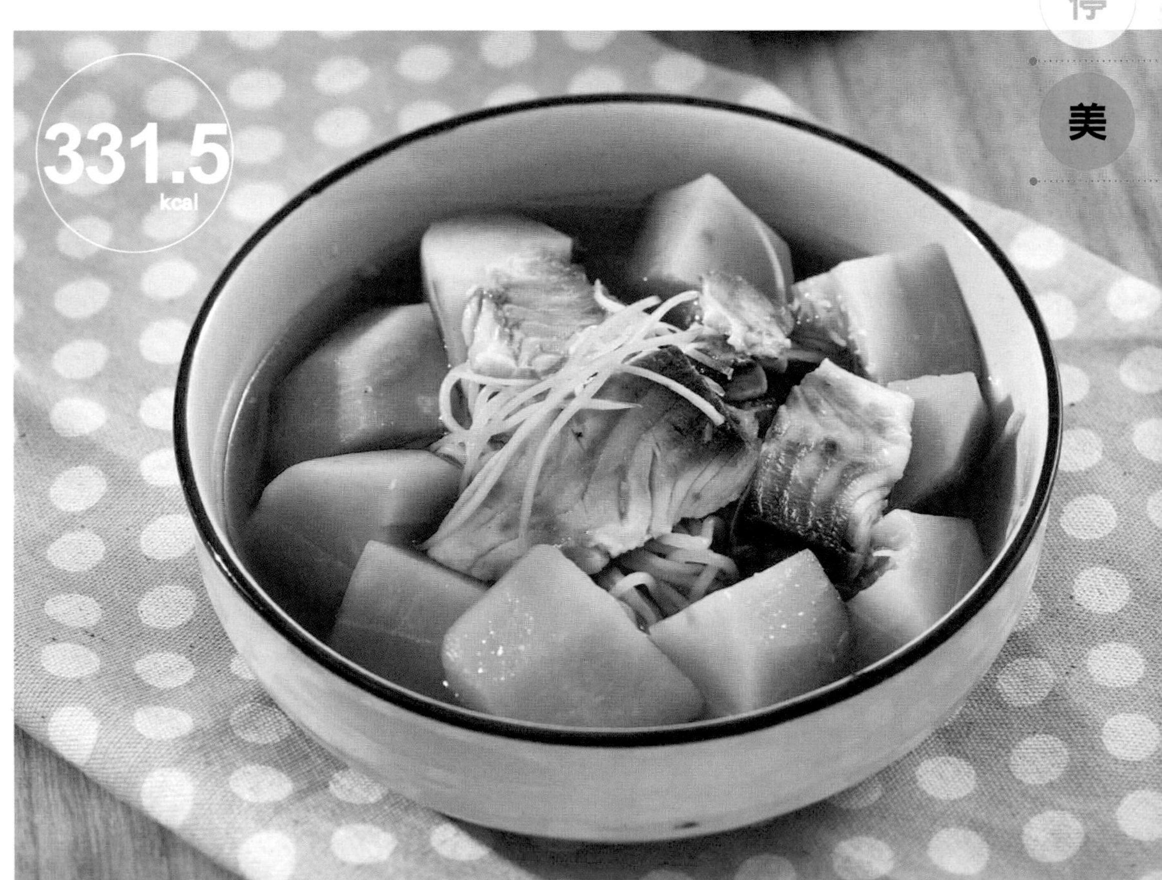

蛋白質：35	碳水化合物：5	脂肪：15.5

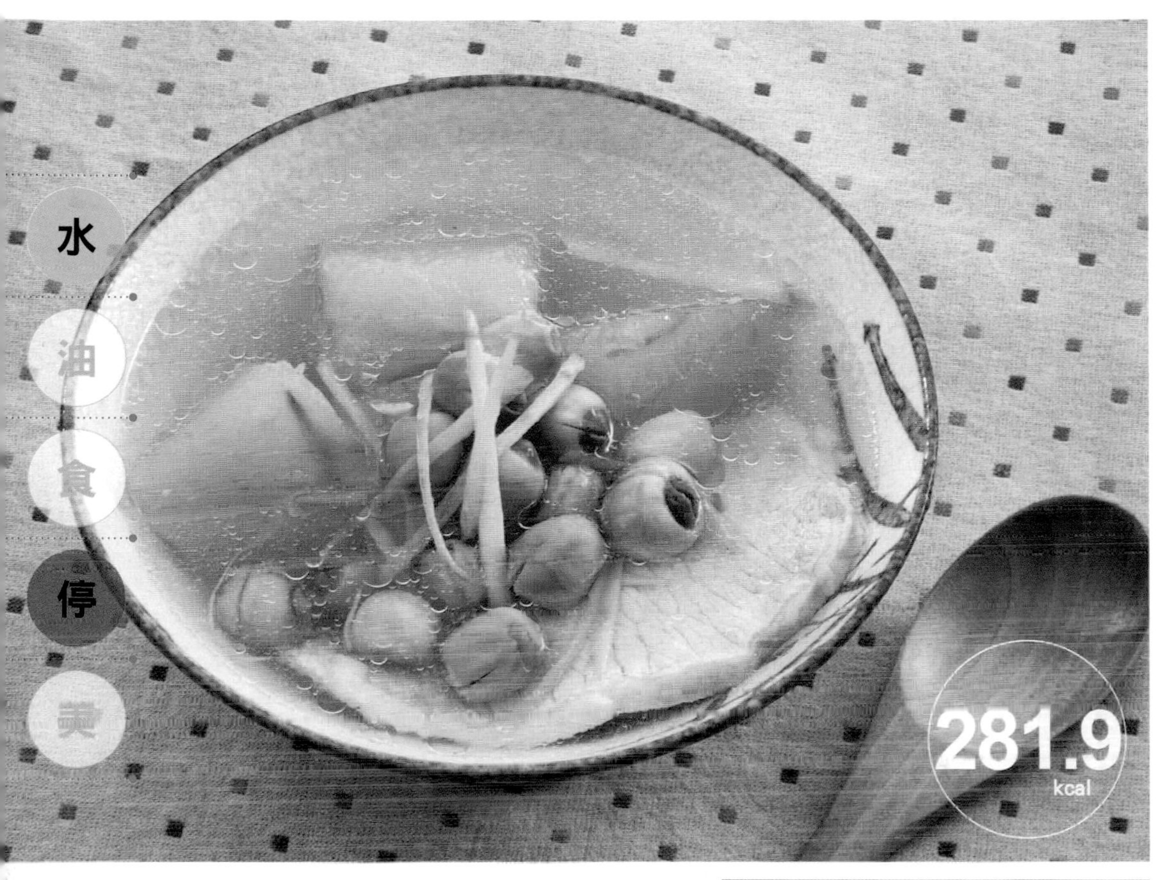

蛋白質：28.3	碳水化合物：18.6	脂肪：9.3

中式料理

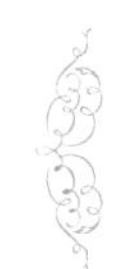

冬瓜蓮子肉片湯

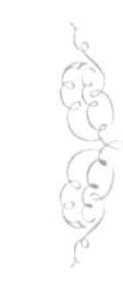

材料

豬肉片 105g
冬瓜 110g
蓮子 20g
香油 1 小匙
薑 5g
豬骨高湯 300c.c.
鹽 少許

做法

1. 所有食材洗淨。冬瓜去皮、切塊，薑切片備用，加入 2 碗清水。
2. 鍋中放入高湯、薑片、蓮子、冬瓜，煮開後轉小火再煮 30 分鐘。
3. 最後放入豬肉片大火煮 3 分鐘，加鹽調味，滴上香油即可。

TIPS 蓮子購買量不要太大避免保存不當導致發霉。

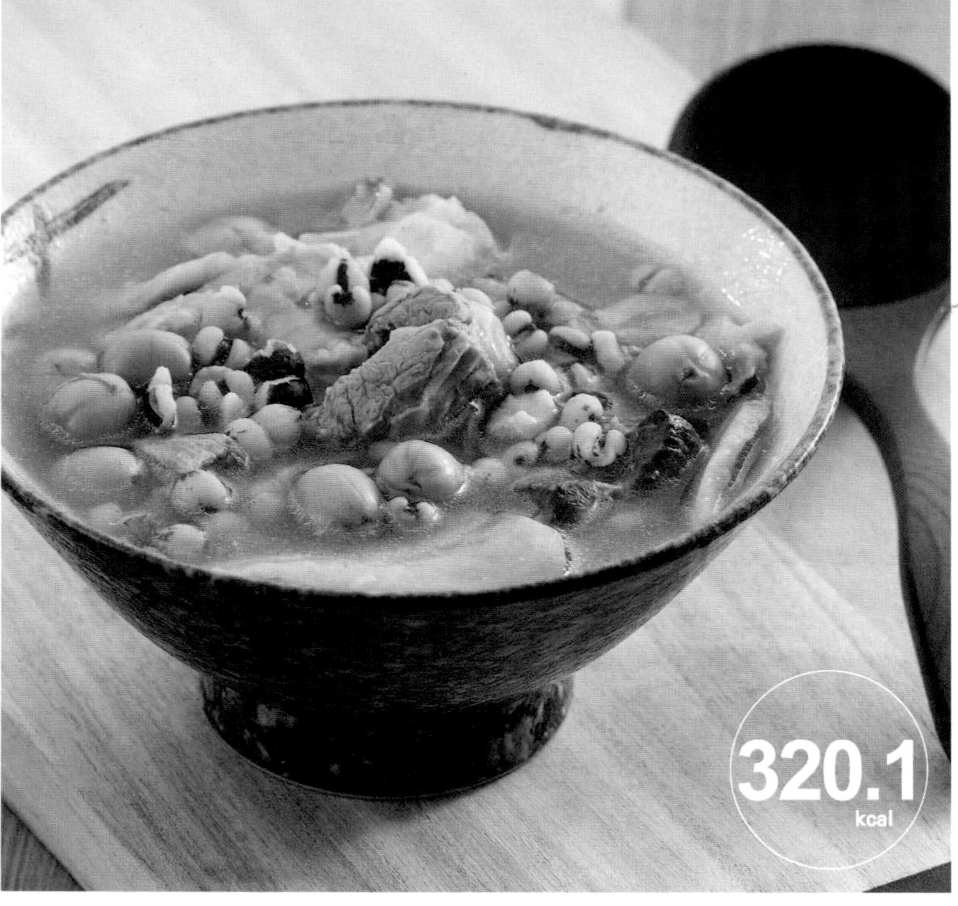

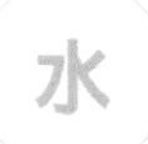

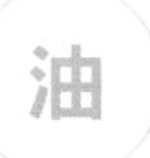

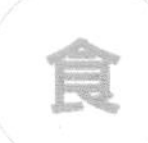

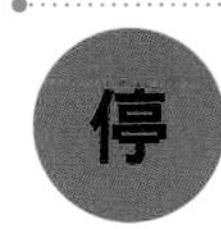

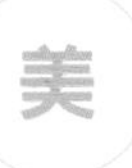

蛋白質：21.6	碳水化合物：0.3	脂肪：22.8

中式料理

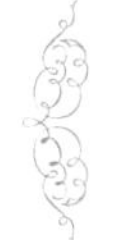

四神軟排湯

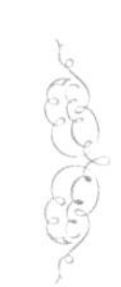

材料

豬軟排 120g
四神中藥包 1 包
當歸酒 1 大匙
當歸 1 片
鹽 少許

做法

1. 所有食材洗淨。冷水鍋中放入軟排，開大火煮至滾沸後，將軟排取出，沖淨備用。
2. 將四神中藥包泡水 1 小時後，鍋中注入 3 碗清水，加入當歸片與燙過的軟排，開火一起燉煮至軟排軟爛。
3. 起鍋前加入當歸酒和鹽調味。

營養師の小叮嚀

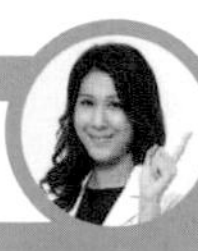

- 因為中藥包只能使用一次，可以燉煮2份（將藥材以外的食材全部加倍），分成兩餐食用。
- 目前服用中、西藥者請與醫師討論是否適合飲用此湯品。

中式料理

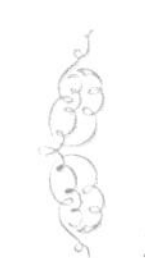

蓮藕玉米雞爪湯

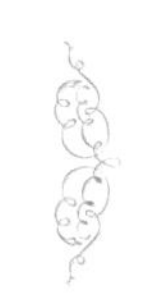

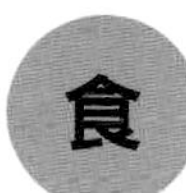

水

油

食

停

美

材料

雞瓜 3 隻（45g）
蓮藕 110g
紅蘿蔔 30g
玉米 1/2 根（165g）
南北杏 10g
蜜棗 1 粒
鹽 少許

做法

1. 所有食材洗淨。紅蘿蔔削皮切塊，蓮藕削皮切片，玉米切段。雞爪用滾水汆燙後，取出沖淨備用。
2. 全部材料放鍋中，注入約 2L 的水，大火煮沸後、撈起雜質，再蓋上鍋蓋轉小火煮 1 小時。
3. 加鹽調味即可。

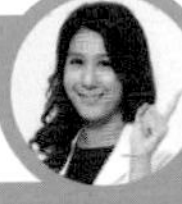

營養師の小叮嚀

- 雞爪含有豐富膠質，對於肌膚彈性有幫助。
- 玉米屬於澱粉類，使用量不可以過量，避免熱量超標！

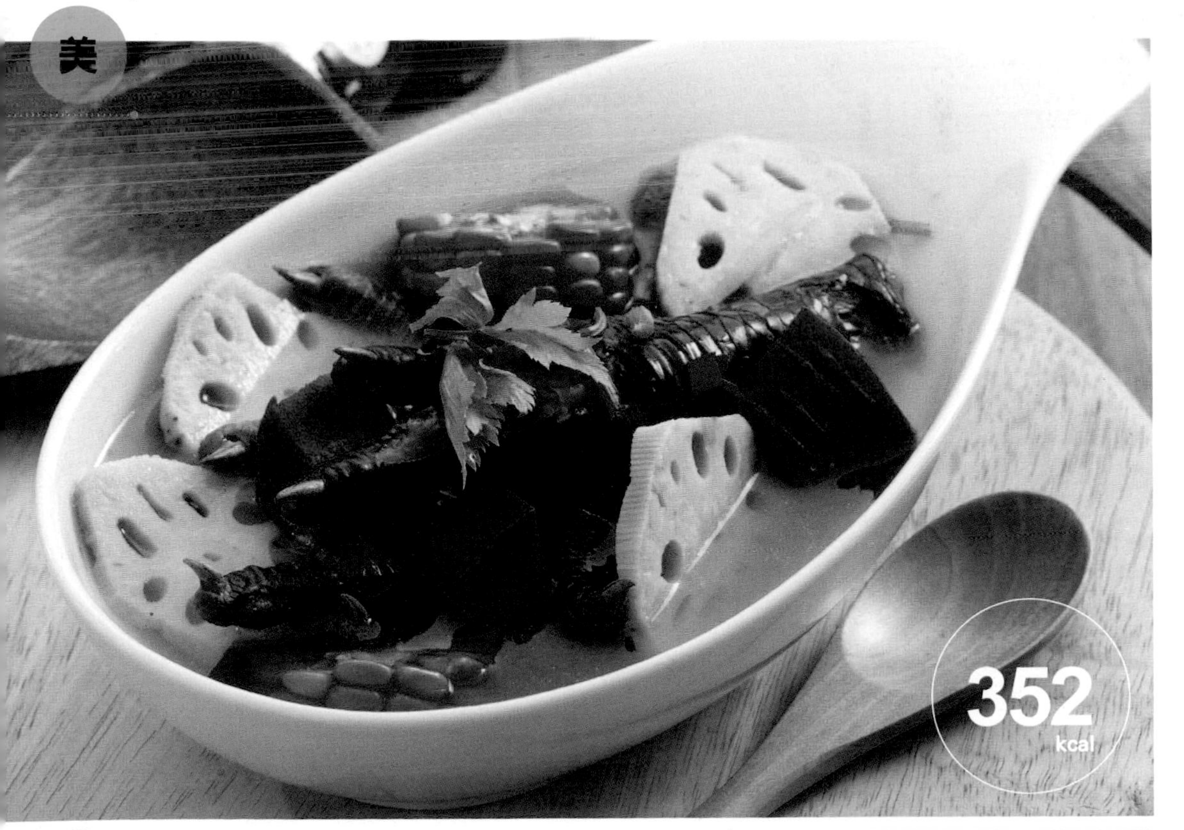

352 kcal

蛋白質：17.8	碳水化合物：41.8	脂肪：13.5

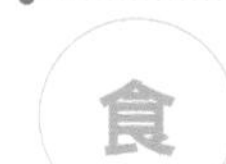

中式料理

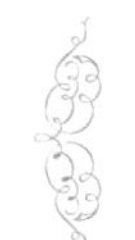

清燉蘿蔔排骨湯

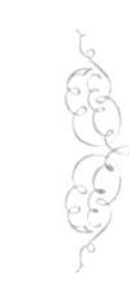

材料

排骨 120g
白蘿蔔 80g
杏鮑菇 20g
蔥 少許
香油 1 小匙
鹽 少許

做法

1. 所有食材洗淨。冷水鍋內放入排骨、汆燙後取出，白蘿蔔切塊放入燙豬骨的湯裡燙過後，取出沖淨。
2. 另取鍋子加2碗清水，放入白蘿蔔、杏鮑菇、排骨，煮沸後轉小火燉30分鐘。
3. 起鍋前加鹽調味，盛碗再放蔥花、香油即可。

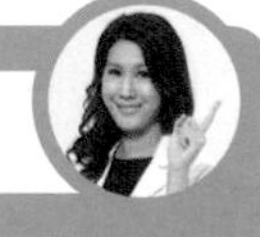

營養師の小叮嚀

可將湯品上層浮油撈掉，降低熱量攝取。

蛋白質：23.1	碳水化合物：4.6	脂肪：28

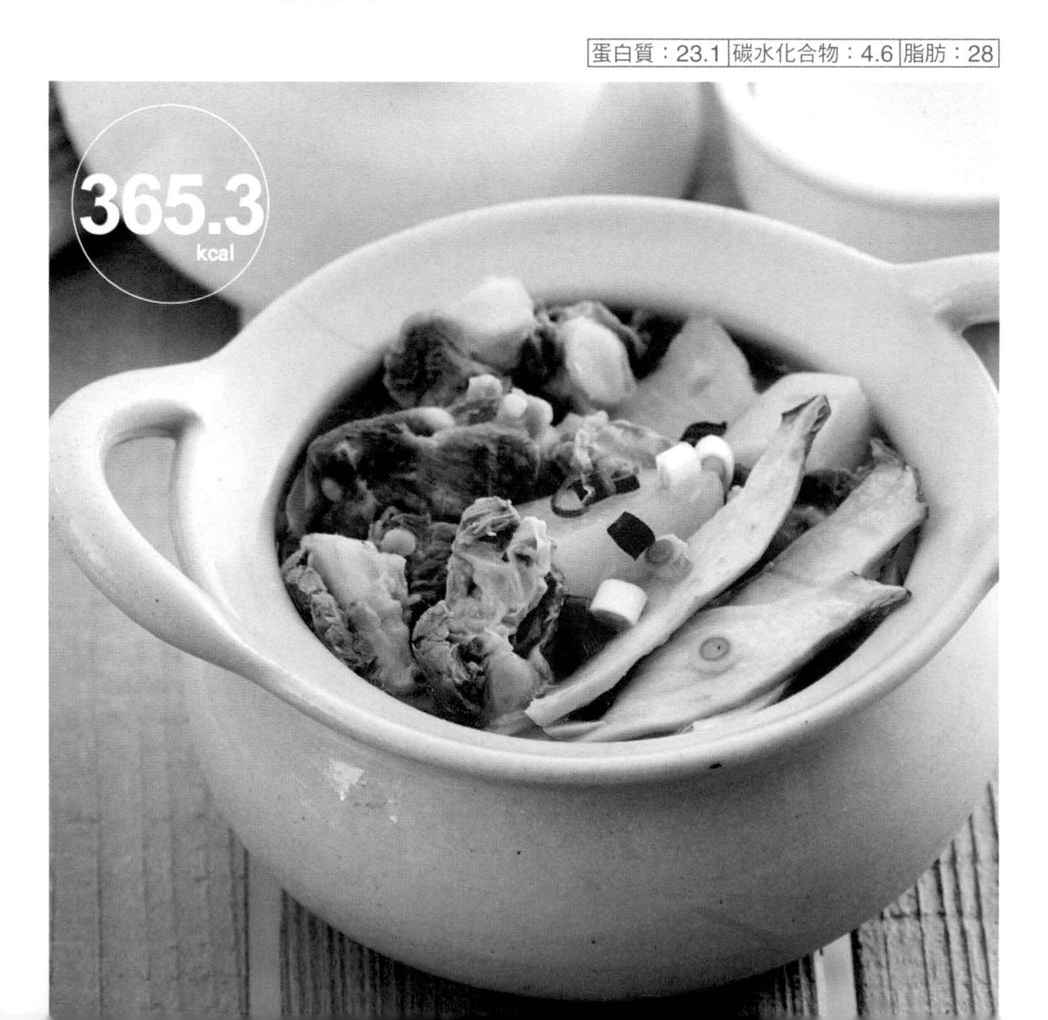

水
油
食
停
美

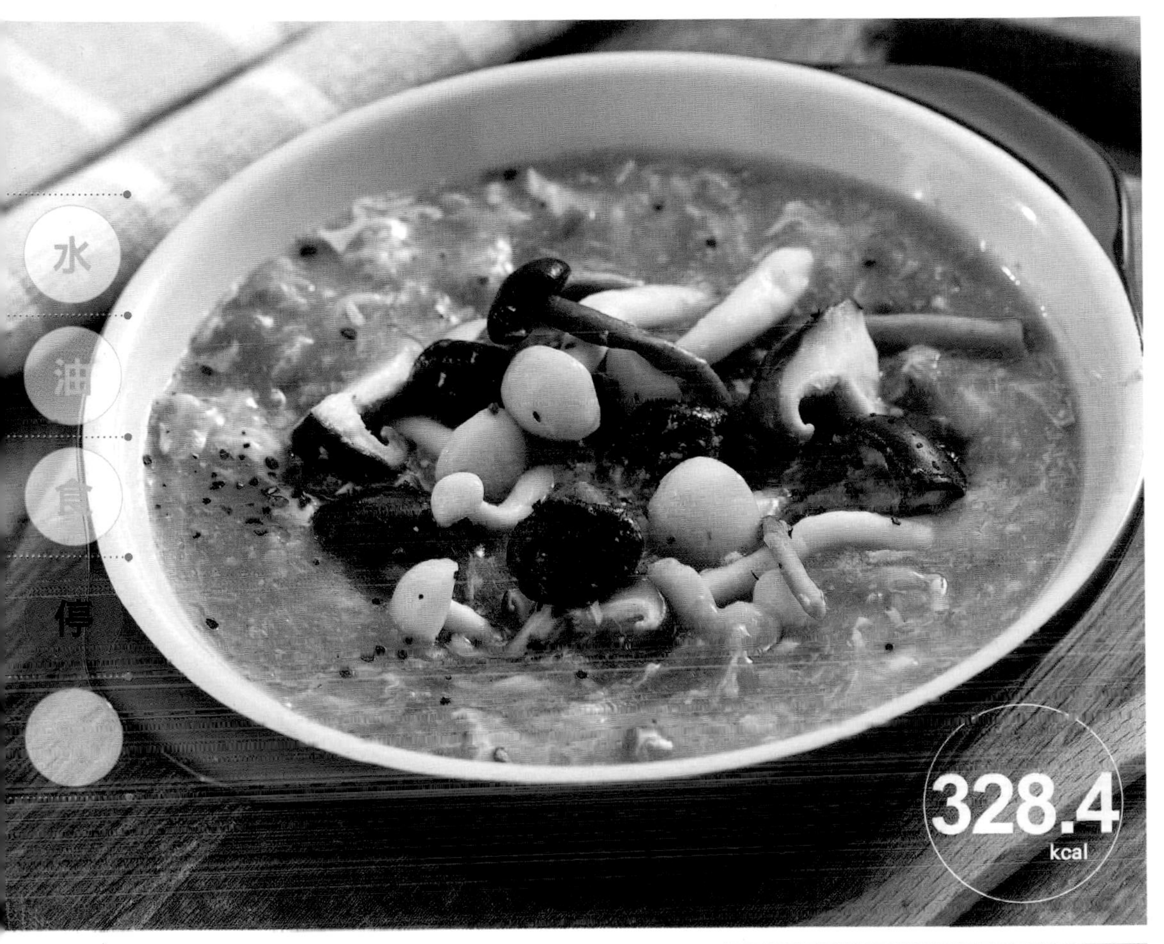

蛋白質：18.9 | 碳水化合物：49.9 | 脂肪：6.9

中式料理

珍菇
玉米濃湯

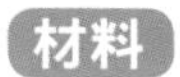

蛋 1 顆
玉米醬罐頭 1/2 罐
鴻喜菇 100g
美白菇 100g
香菇 4 朵（100g）
胡椒、鹽 少許

做法

1. 所有食材洗淨。香菇切片備用。
2. 玉米醬罐頭加 4 碗清水煮沸後，再加入鴻喜菇、美白菇、香菇煮滾，加胡椒、鹽調味後，打入蛋花，攪拌均勻後即可。

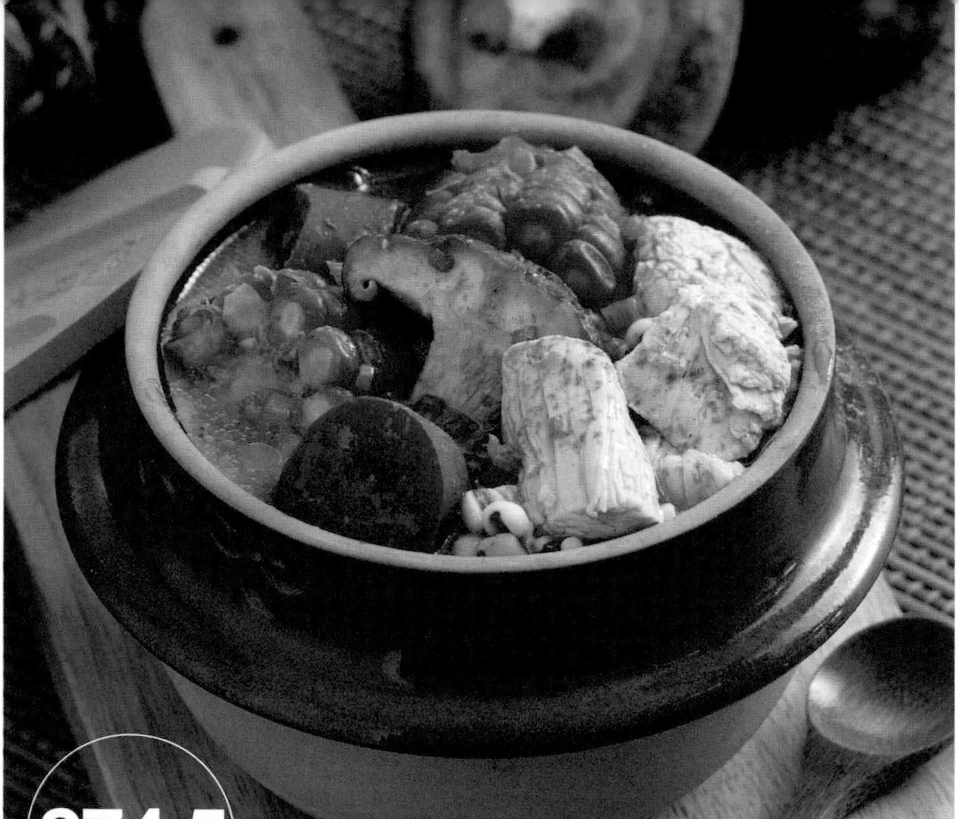

400 kcal 以下

水
油
食
停
美

蛋白質：27.7 | 碳水化合物：30.4 | 脂肪：3.8

中式料理

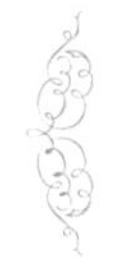

薏仁雞肉湯

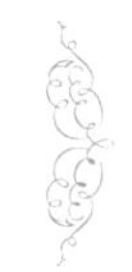

材料

雞里肌肉 70g
薏仁 30g
玉米 30g
紅蘿蔔 30g
乾香菇 1 朵（5g）
薑末、芹菜末 少許
雞骨高湯 300c.c.
白胡椒粉、鹽 少許

做法

1. 所有食材洗淨。玉米切段，雞肉、紅蘿蔔切塊。乾香菇泡水備用。
2. 鍋中注入 3 碗清水，放入薏仁、香菇、薑末、紅蘿蔔、玉米煮沸後，轉小火煮至薏仁軟化。
3. 再加入雞肉、雞高湯，再次煮沸。
4. 起鍋前撒芹菜末、白胡椒粉，加鹽調味即可。

TIPS

薏仁泡水時間越久，越容易煮軟。

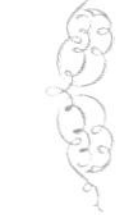
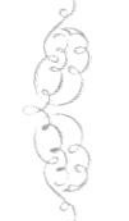

中式料理

香辣牛肉鍋

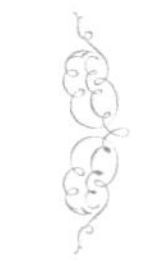

水

油

食

停

美

營養師の小叮嚀

辛香料有助於提升代謝，幫助減重。

材料

牛肉片 50g
凍豆腐 50g
番茄 1/2顆（50g）
青花椰菜 50g
青蒜 10g
薑 5g
大蒜 5g
麻辣醬 2 小匙
豬骨高湯 300c.c.
鹽 少許

做法

1. 所有食材洗淨。青花椰菜切朵，豆腐切小塊。番茄、青蒜、薑、大蒜切片。
2. 鍋中注入高湯、1 碗清水，煮沸後放入豆腐、番茄、青花椰菜、薑、大蒜，再次滾沸。
3. 加入麻辣醬，稍滾一下加鹽調味，放入牛肉片，待牛肉片變色加入青蒜片即可。

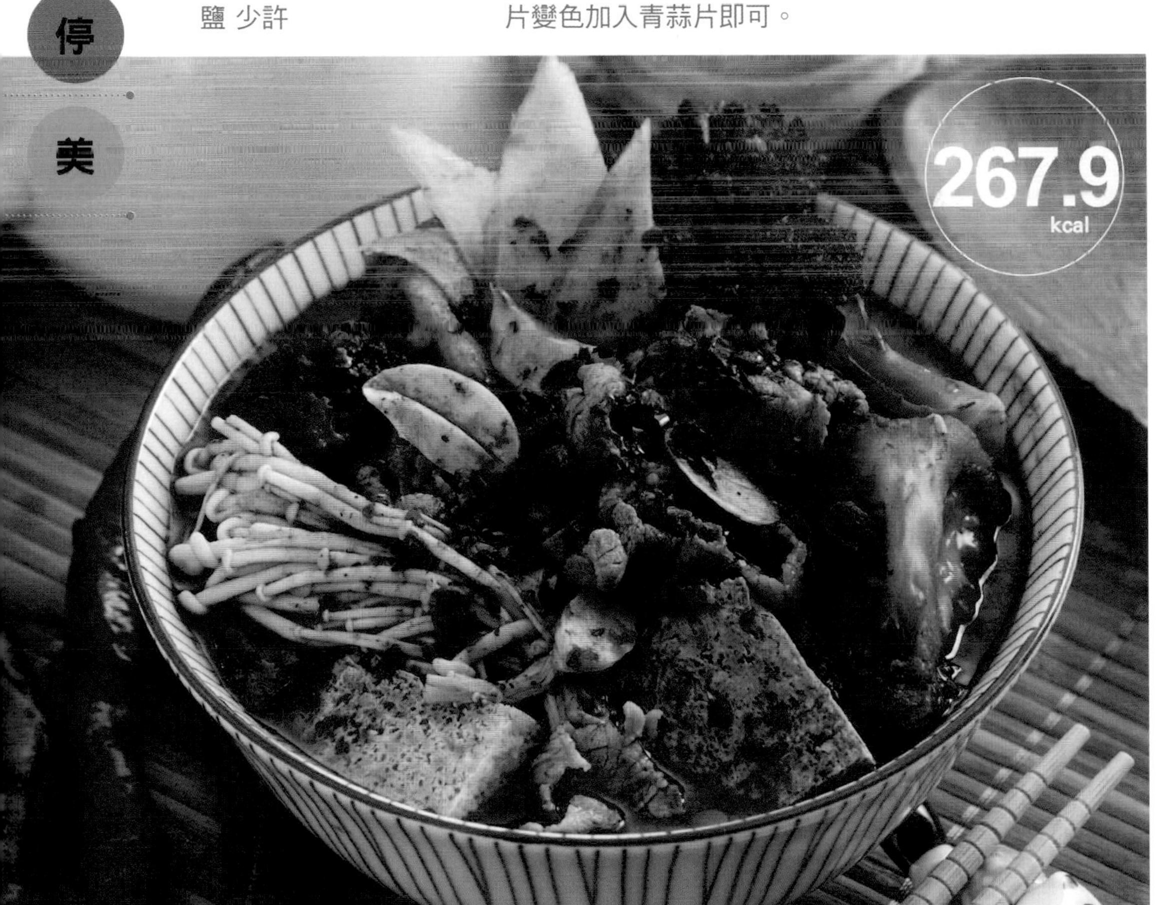

267.9 kcal

蛋白質：24.1	碳水化合物：13.9	脂肪：12

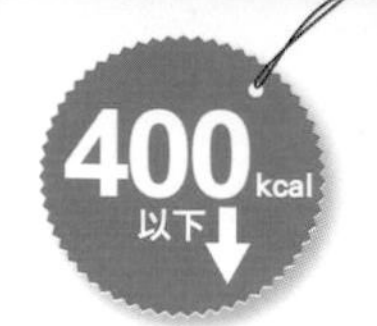

中式料理

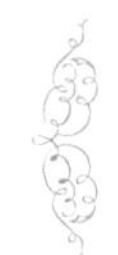

大黃瓜玉米腰果湯

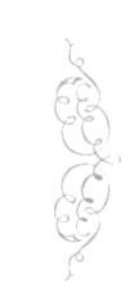

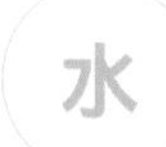

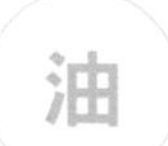

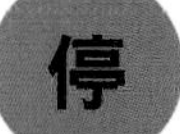

美

材料

玉米 1/2 根（165g）
大黃瓜 110g
紅蘿蔔 30g
豌豆莢 50g
無鹽腰果 11g
南北杏 10g
蜜棗 1 顆
鹽 少許

做法

1. 所有食材洗淨。紅蘿蔔切塊，大黃瓜削皮切塊，玉米切段。
2. 鍋中注入 3 碗水，放入鹽以外的所有材料，大火煮沸。
3. 轉小火煮 30 分鐘，加鹽調味即可。

蛋白質：10.5	碳水化合物：34.5	脂肪：12.5

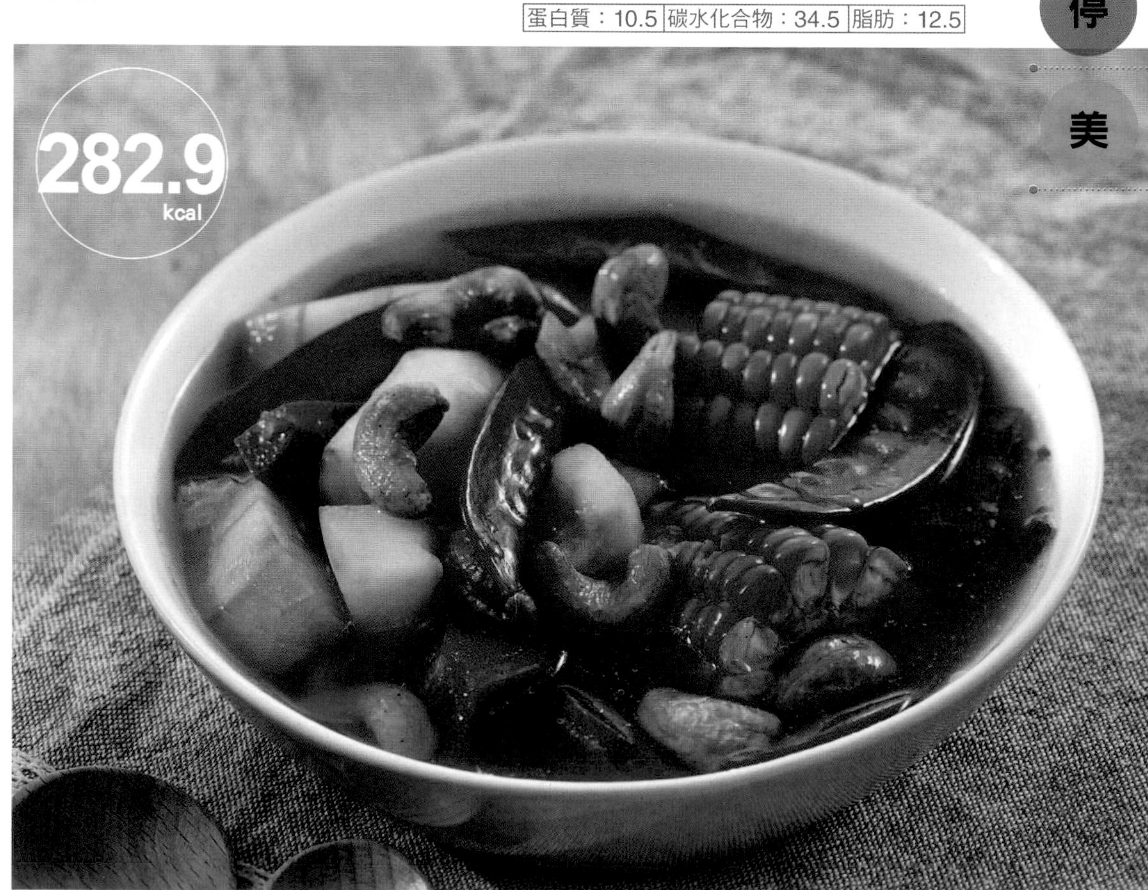

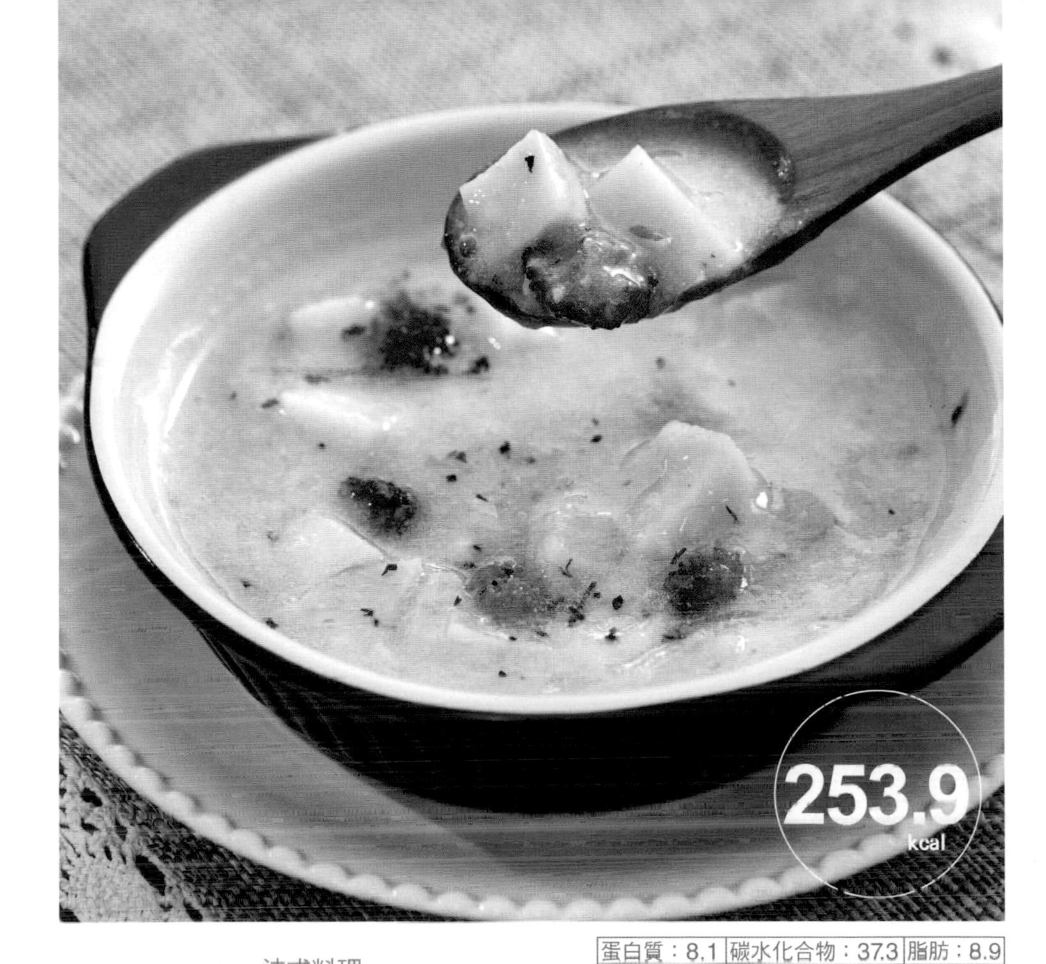

蛋白質：8.1	碳水化合物：37.3	脂肪：8.9

法式料理

馬鈴薯濃湯

材料

馬鈴薯 100g
青花椰菜 100g
洋蔥 75g
大蒜 1 顆
奶油 10g
蔬菜高湯 450c.c.
白胡椒粉、鹽 少許

做法

1. 所有食材洗淨。馬鈴薯（可不去皮）切塊、青花椰菜切成小朵、洋蔥切丁、大蒜切末。
2. 鍋中熱少許奶油，炒香洋蔥丁及蒜末。
3. 加進馬鈴薯塊與高湯，加蓋煮 10 分鐘至熟，加進花椰菜煮 3 分鐘。
4. 所有材料放進果汁機中打成泥再稍微加熱，加白胡椒粉、鹽調味。

營養師の小叮嚀

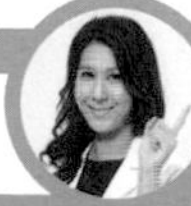

馬鈴薯不去皮，可以保留更完整的營養價值。

TIPS

可依個人口感決定攪打程度。

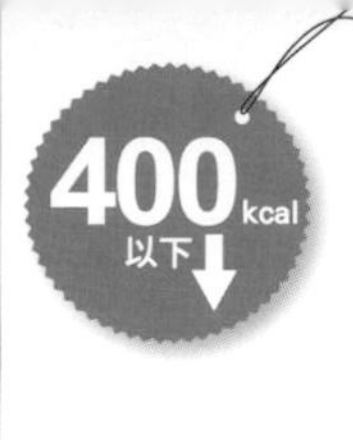

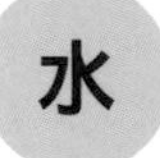

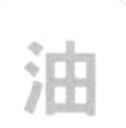

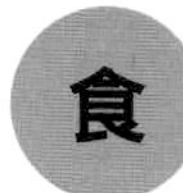

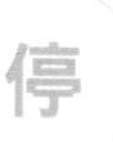

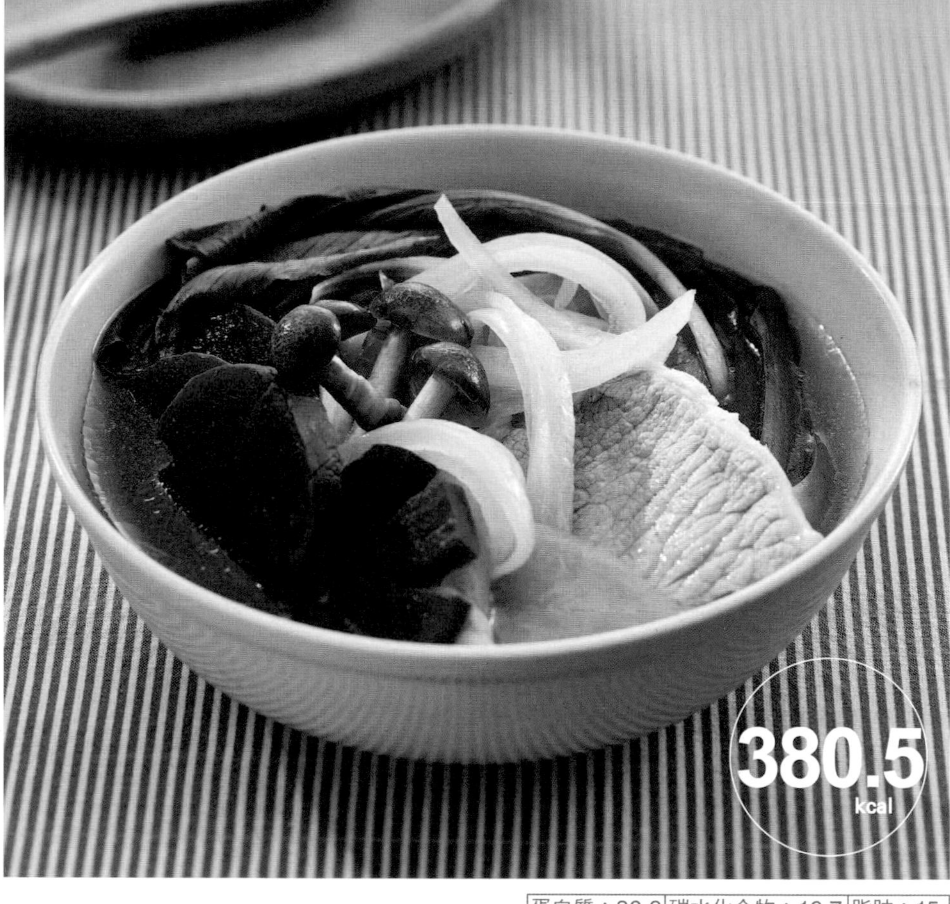

蛋白質：30.9	碳水化合物：16.7	脂肪：15

日式料理

壽喜燒 鮮蔬蒟蒻湯

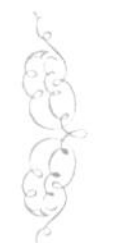

壽喜燒一般口味較重，容易妨礙減重效果，建議湯底仍要清淡。

材料

豬里肌肉片 90g
豬肥肉 2g
板豆腐 1 塊（80g）
蒟蒻絲 100g
小白菜 100g
鴻喜菇 100g
洋蔥 75g
紅蘿蔔 20g
壽喜燒醬油 1 大匙

做法

1. 所有食材洗淨。小白菜切段，洋蔥切絲、紅蘿蔔去皮切片備用。
2. 鑄鐵鍋燒熱後，把豬肥肉放入鍋中、並抹過鍋底，待油脂滲出後，放入洋蔥下去炒香。
3. 轉小火，將其餘食材排入鍋中，加水淹過食材後，加入壽喜燒醬油，煮沸即可食用。

日式料理

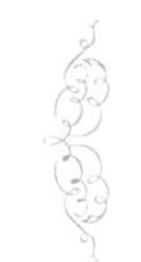

味噌什錦海鮮鍋

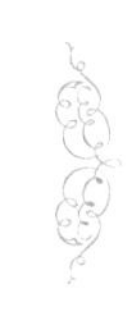

材料

鮮蝦 6 隻
鯛魚片 30g
蛤蜊 7 顆
嫩豆腐 1/2 盒
生豆皮 1 片（30g）
大白菜 100g
新鮮香菇 1 朵（25g）
芹菜 20g
味噌 20g
柴魚片、鹽 少許
蔥絲 少許

做法

1. 所有食材洗淨。蛤蜊放鹽水靜置吐沙約 2 小時後洗淨。將味噌溶於水中備用。
2. 大白菜、豆皮、豆腐、香菇切塊，芹菜切段。
3. 鍋中注入 3 碗清水，將所有食材加入水中，開大火煮沸。
4. 再把做法 1 的味噌水倒入做法 3 的鍋中，再次煮沸後加鹽調味，撒上柴魚片、蔥絲即可。

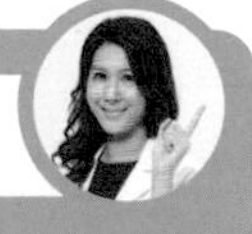

營養師の小叮嚀

豆皮避免選擇炸的。此道湯品含有多種豐富優質蛋白質，搭配規律的運動更能有效鍛鍊肌肉量！

蛋白質：40.9	碳水化合物：16.2	脂肪：8.1

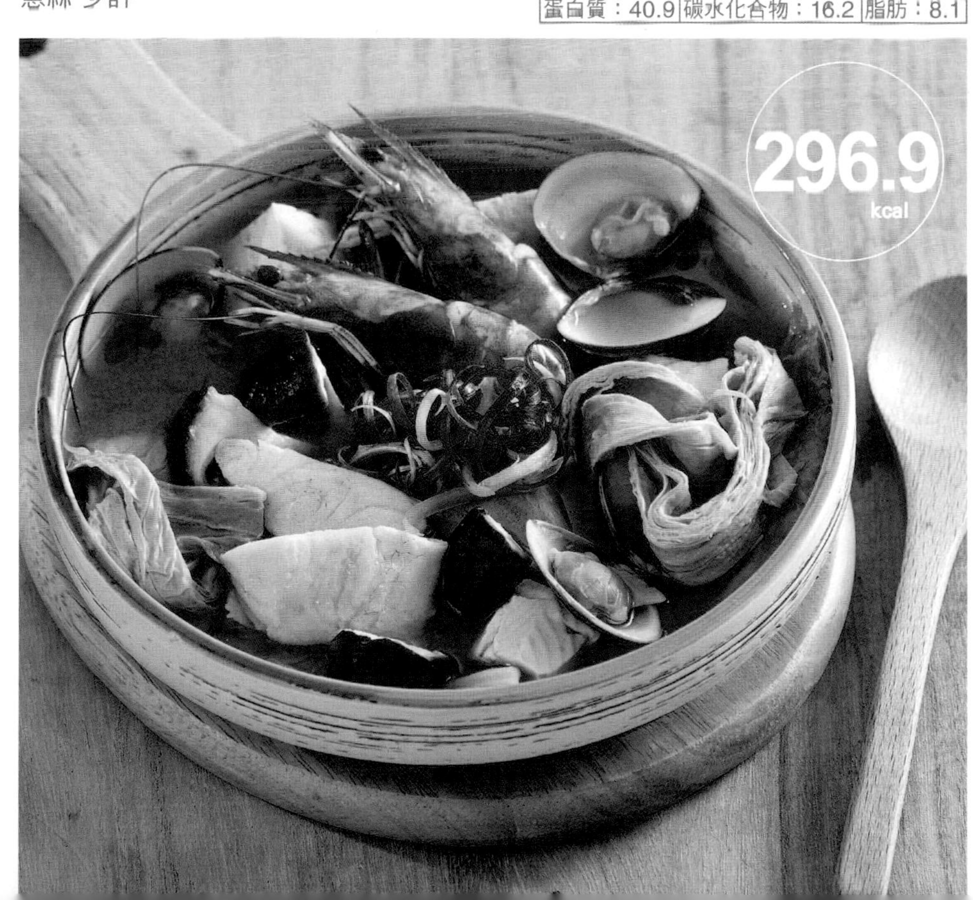

400 kcal 以下

水

油

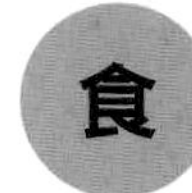

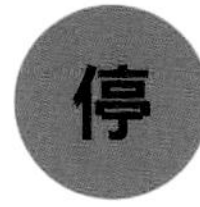

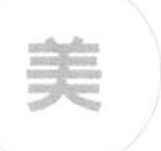

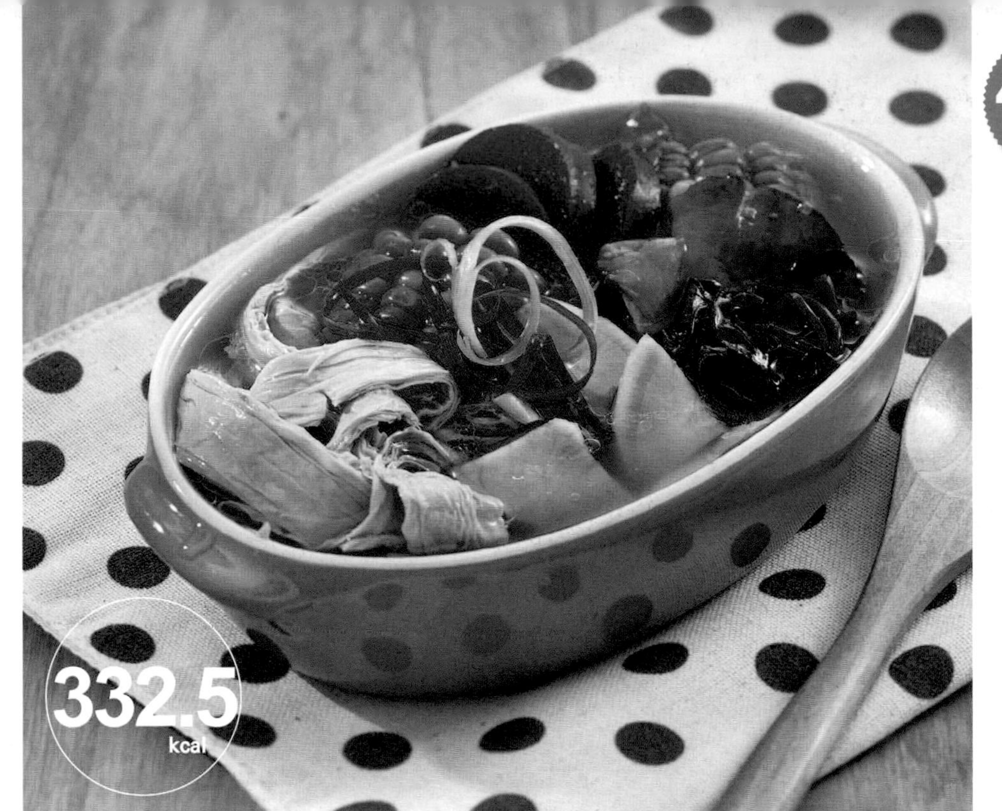

蛋白質：22.4	碳水化合物：34.2	脂肪：12.6

日式料理

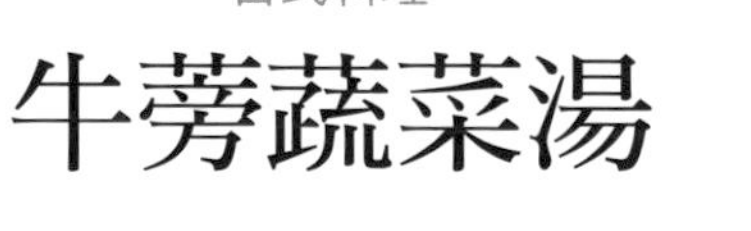

牛蒡蔬菜湯

材料

生豆皮 2 片（60g）
玉米 1/2 根（165g）
紅蘿蔔 20g
牛蒡 40g
新鮮香菇 1 朵（25g）
袖珍菇 50g
香油 1 小匙
薑 2 片
蔥絲、鹽 少許

做法

1. 所有食材洗淨。香菇切去蒂頭；牛蒡、紅蘿蔔去皮切滾刀塊；玉米切段，生豆皮切長條片狀。
2. 鍋中注入 2 碗清水，煮沸後，放入牛蒡、紅蘿蔔煮至稍軟。
3. 再放入玉米、香菇、袖珍菇、薑片同煮。
4. 待全部食材都煮熟之後，加入生豆皮煮沸，起鍋前加鹽調味，滴上香油、撒上蔥絲即可。

TIPS

- 此道湯品為全素，很適合特殊節日需要吃素者使用。
- 可以依照自己喜好，加入綠色蔬菜（例如空心菜）。

營養師の小叮嚀

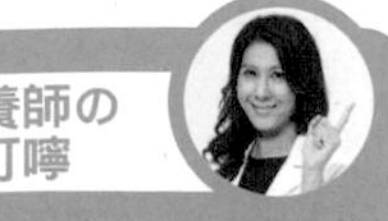

牛蒡富含膳食纖維，且有排水利尿的效果。

日式料理

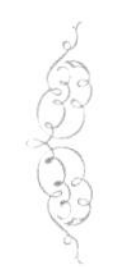

奶香蛤蜊山藥鮮蔬鍋

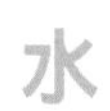

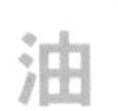

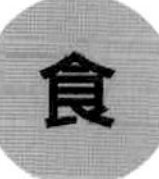

停

美

材料

蛤蜊 10 顆
低脂牛奶 240c.c.
山藥 110g
紅蘿蔔 20g
青花椰菜 40g
玉米筍 3 根
新鮮香菇 2 朵（50g）
蔬菜高湯 200c.c.
薑絲、鹽 少許

做法

1. 所有食材洗淨。蛤蜊放鹽水靜置吐沙約 2 小時，洗淨。
2. 山藥、紅蘿蔔切片，青花椰菜切朵，鮮香菇切半。
3. 鍋中注入高湯、清水 1 碗及蛤蜊和所有蔬菜，煮沸後轉小火煮約 5 分鐘。
4. 再加入牛奶煮沸後，加鹽調味即可。

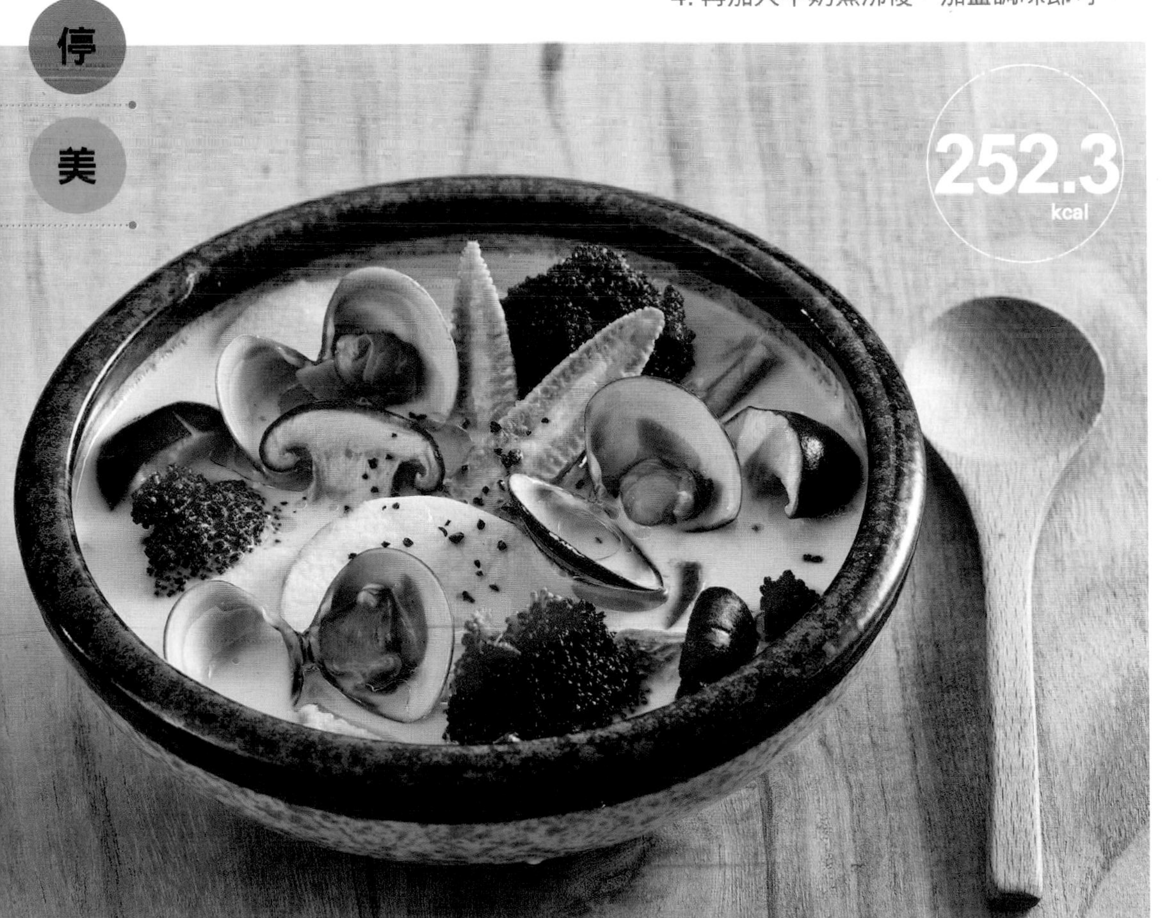

蛋白質：16.6	碳水化合物：37	脂肪：5.9

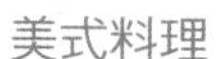

美式料理

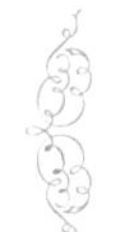

牛奶五穀湯

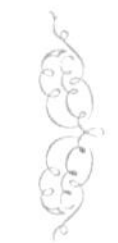

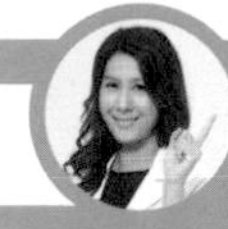

營養師の
小叮嚀

- 芝麻粉使用原味不加糖，也可利用其他原味堅果粉取代，變化口感。這道湯可作為早餐（搭配一顆荷包蛋）。
- 麥片請選擇原味，避免使用麥片即溶包。

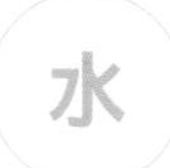

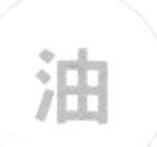

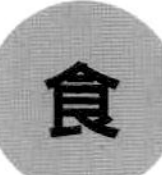

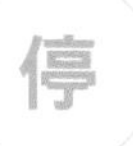

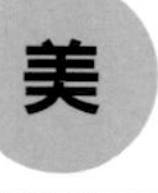

材料

低脂牛奶 240c.c.
即食燕麥片 40g
蜂蜜 20g
芝麻粉 9g

做法

1. 將牛奶以微波爐加熱 30～60 秒。
2. 加入即食燕麥片、芝麻粉與蜂蜜，攪拌均勻即可。

TIPS 牛奶也可直接煮熱！

蛋白質：12.6	碳水化合物：56.1	脂肪：11.8

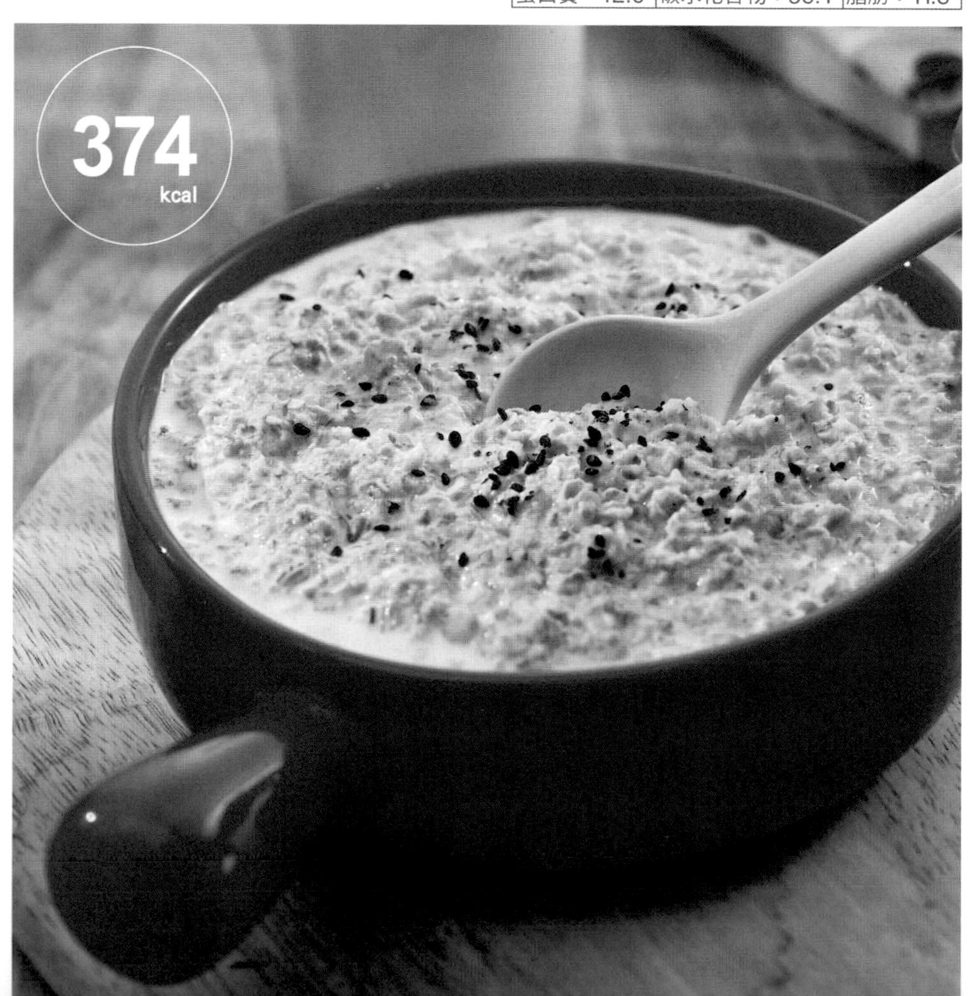

水
油
食
停
美

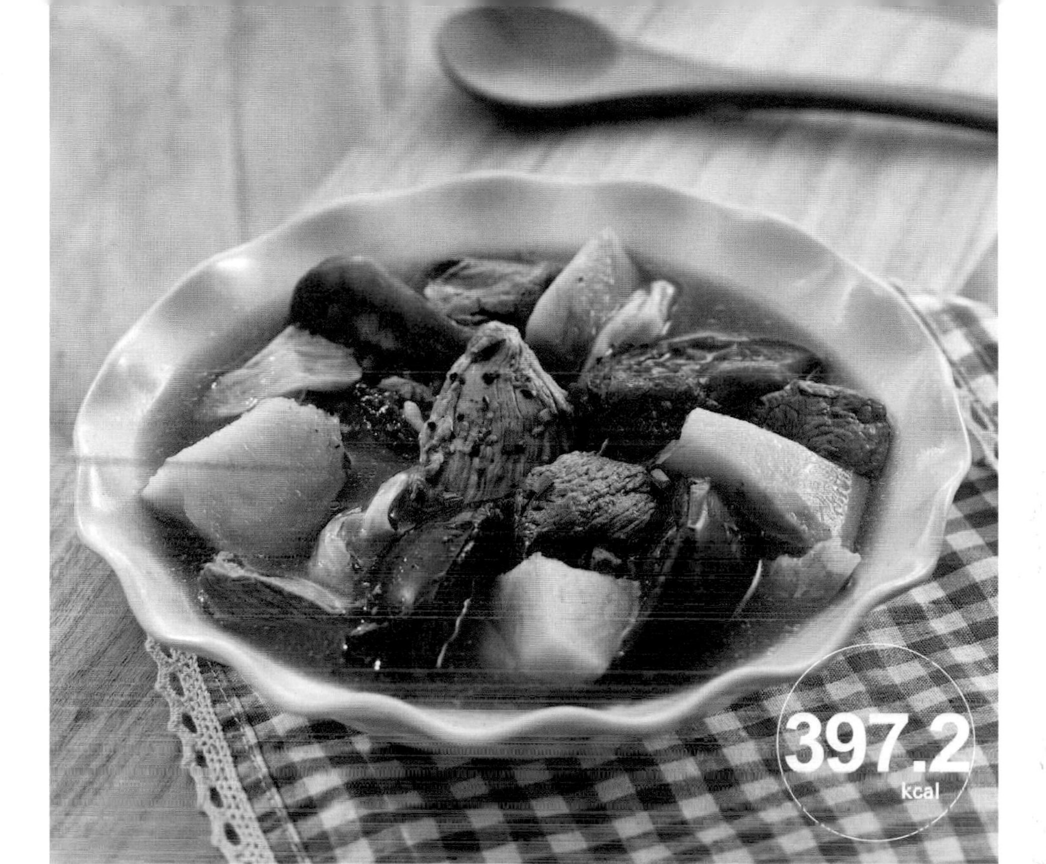

蛋白質：21.7	碳水化合物：38.6	脂肪：17.5

美式料理

羅宋湯

營養師の小叮嚀

此道湯品可以滿足減重過程中對於重口味的需求。

材料

牛肉 70g
馬鈴薯 50g
高麗菜 50g
洋蔥 75g
紅蘿蔔 100g
西洋芹 50g
番茄 1 顆（100g）
橄欖油 1 小匙
蔬菜高湯 400c.c.
黑胡椒、鹽 少許

做法

1. 所有食材洗淨。馬鈴薯、高麗菜、番茄、洋蔥、紅蘿蔔、西洋芹、牛肉分別切塊。
2. 鍋中注入橄欖油，先拌炒洋蔥、紅蘿蔔、西洋芹、高麗菜至香氣溢出，再加入牛肉炒香，最後加入番茄炒勻。
3. 倒入高湯煮至滾沸，轉小火慢熬 1 小時。
4. 加入馬鈴薯繼續熬煮約 30 分鐘，最後加黑胡椒、鹽調味即可。

400 kcal 以下

水

油

食

停

美

286.5
kcal

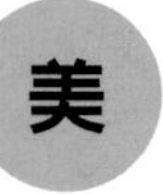

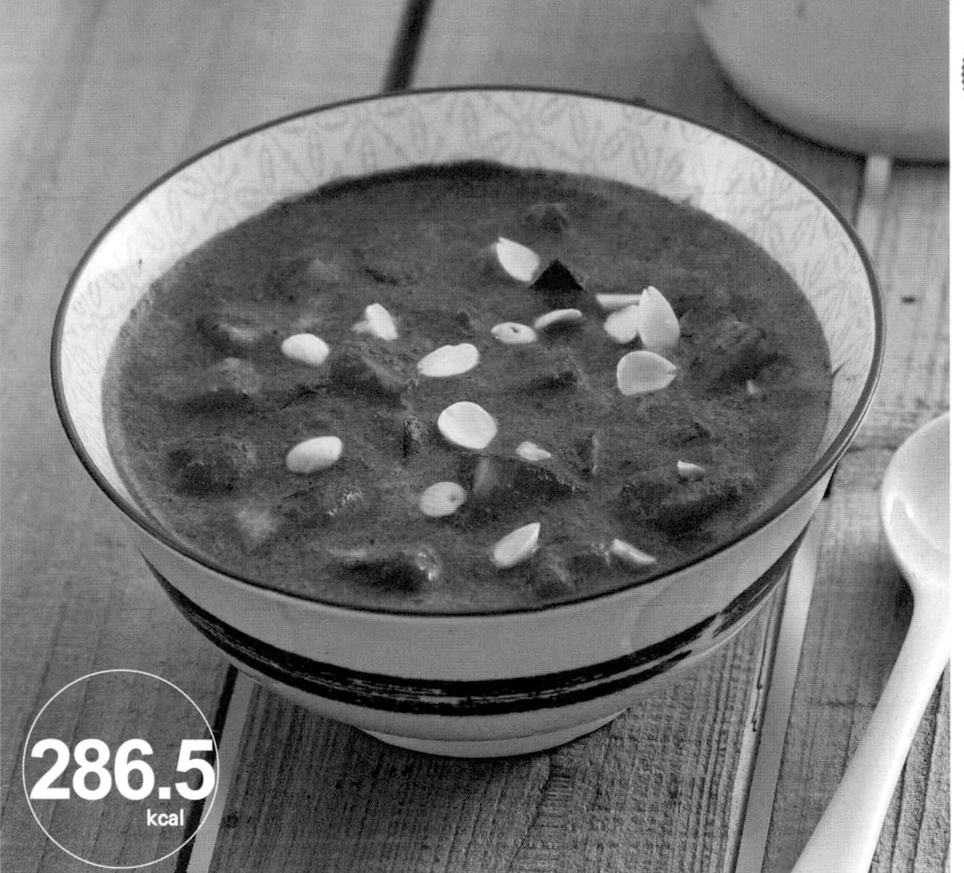

蛋白質：15.3	碳水化合物：43.8	脂肪：8.9

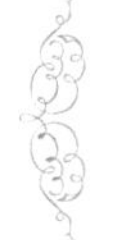

義式料理

南瓜蔬果湯

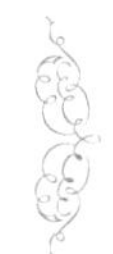

材料

低脂牛奶 240c.c.
南瓜 135g
紅蘿蔔 80g
洋蔥 50g
蘋果 1/2 顆（65g）
月桂葉 1 片
薑 10g
橄欖油 1 小匙
杏仁片 少許
鹽 少許

做法

1. 所有食材洗淨。南瓜、紅蘿蔔、蘋果、洋蔥切塊。薑切片。
2. 冷鍋加入橄欖油，將做法 1 的食材放入炒香。
3. 加入清水蓋過食材，並放入月桂葉煮沸，轉小火煮至南瓜軟化後，把月桂葉與薑片取出。
4. 再加牛奶、鹽拌勻，以果汁機打成泥，撒上杏仁片即可。

營養師の小叮嚀
南瓜與蘋果可不去皮，直接食用。

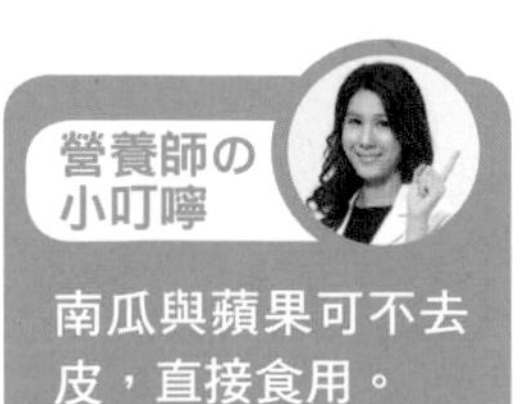

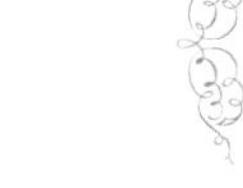

家常蔬菜湯

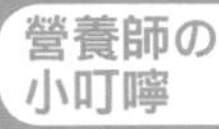

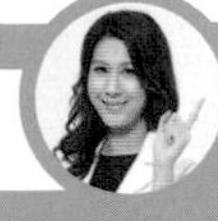

營養師の小叮嚀

此道湯品分量充足，若吃不完也可以分成兩餐來吃（午、晚餐）。

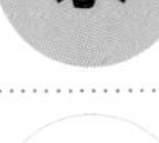

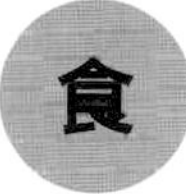

材料

培根 25g（約 1 片）
馬鈴薯 110g
豌豆仁 20g
玉米粒 60g
番茄 1 顆（100g）
洋蔥 75g
紅蘿蔔 80g
青花椰菜 100g
雞骨高湯 300c.c.
大蒜 1 顆
月桂葉 1 片
黑胡椒、鹽 少許

做法

1. 所有食材洗淨。培根切小片，紅蘿蔔、馬鈴薯去皮切丁，大蒜切末，番茄切塊，洋蔥切絲，青花椰菜切小朵。
2. 熱鍋放入培根爆香，再加入洋蔥、蒜末炒香，香味飄出時，再放紅蘿蔔、馬鈴薯和番茄稍加拌炒。
3. 注入高湯、2 碗清水，加玉米粒和月桂葉煮沸。滾沸後轉小火煮 15 分鐘。再加入青花椰、豌豆仁煮 3 分鐘，加黑胡椒、鹽調味即可。

蛋白質：21.5	碳水化合物：54.4	脂肪：10.5

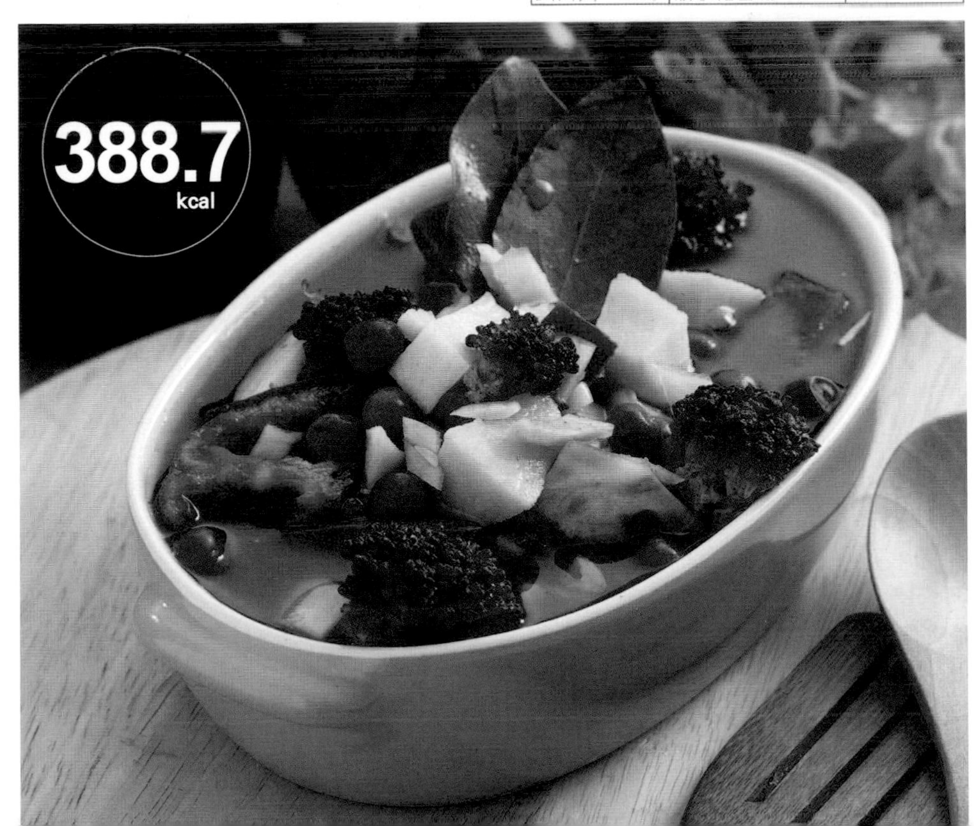

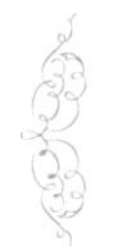

什錦泡菜鍋

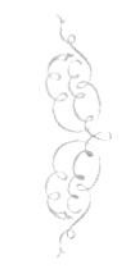

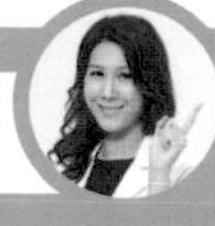

營養師の小叮嚀

也可將冬粉更換成年糕（30g）做變化。

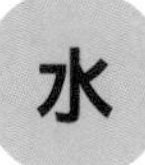

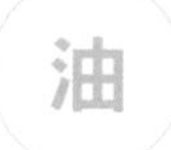

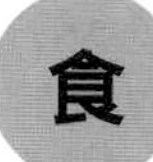

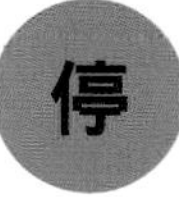

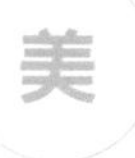

材料

豬肉片 50g
蛤蜊 5 顆
嫩豆腐 1/4 盒
韓式泡菜 50g
雞骨高湯 300c.c.
鹽 少許
鮮蝦 5 隻
魚板 10g
冬粉 1 把（20g）
青蒜 10g
芹菜 少許

做法

1. 所有食材洗淨。芹菜、青蒜切段。豆腐切塊。
2. 鍋中注入 1 碗清水，放入泡菜、高湯一起煮沸。
3. 再將除了肉片外的所有材料放入，滾沸後加鹽調味，再放入肉片燙熟即可。

蛋白質：31.7	碳水化合物：26.1	脂肪：8.5

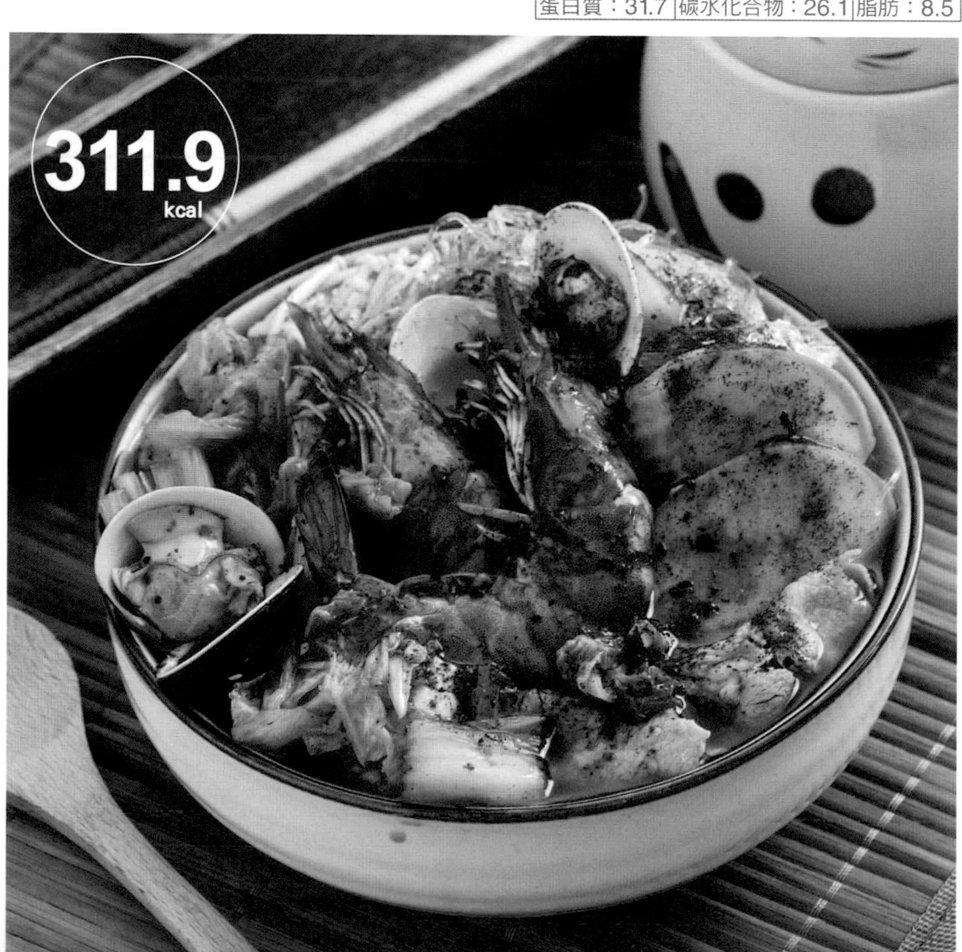

水
油
食
停
美

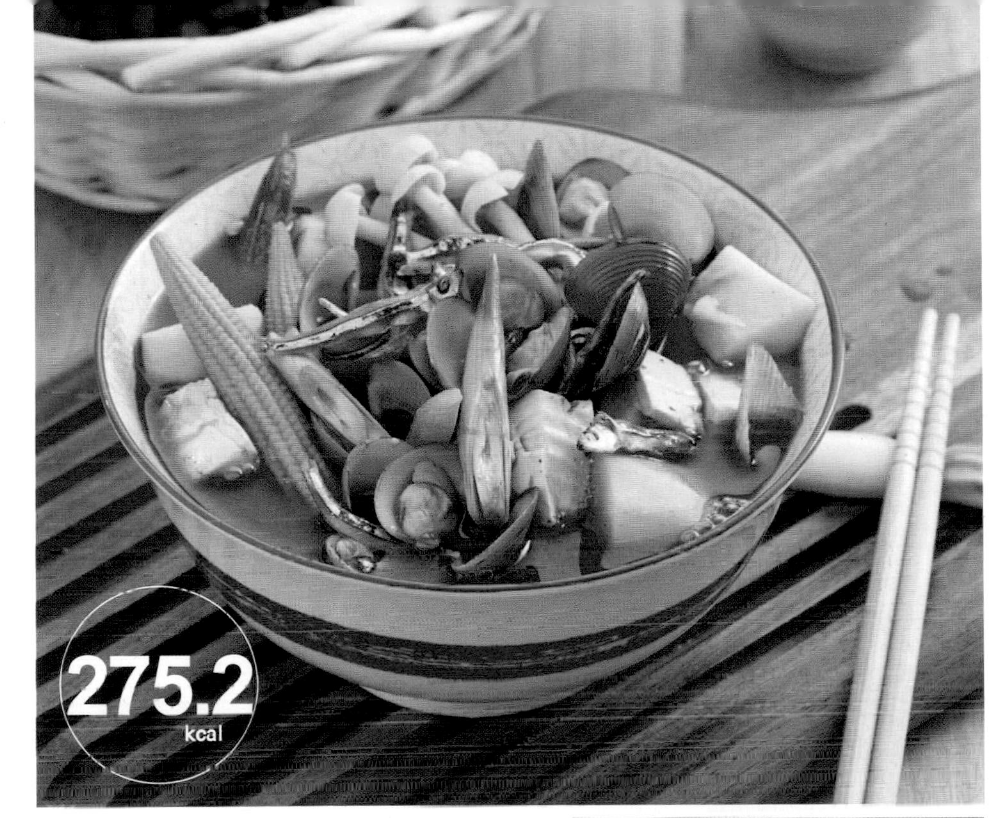

蛋白質：26.1	碳水化合物：29.8	脂肪：6

韓式料理

海鮮大醬湯

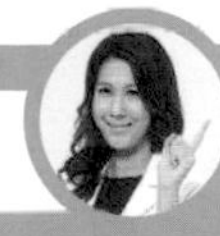

營養師の小叮嚀

此道湯品分量較多，可以添加冬粉一把或是年糕 30g（約 60～70 大卡），分做兩餐食用。

材料

蛤蜊 22 顆
小魚乾 10g
嫩豆腐 1/2 盒
馬鈴薯 50g
洋蔥 75g
玉米筍 2 根
金針菇 50g
青蒜 10g
青辣椒、紅辣椒 各 1 支
大蒜末 少許
韓國味噌醬 1 大匙

做法

1. 所有食材洗淨。豆腐、馬鈴薯切塊，青蒜切段，洋蔥切絲，青、紅辣椒切片。
2. 鍋中注入 2 碗清水，加入韓國味噌醬煮沸。
3. 將豆腐、蒜末、辣椒以外的材料放入，再次煮沸。
4. 煮至馬鈴薯軟化後，再加入豆腐，一邊攪拌一邊加入蒜末、辣椒即可。

TIPS

韓國人喜歡以洗米水替代清水，喜歡辣味的讀者可以另加韓國辣椒醬 1/2 大匙（8c.c.），熱量會增加10～15大卡左右。

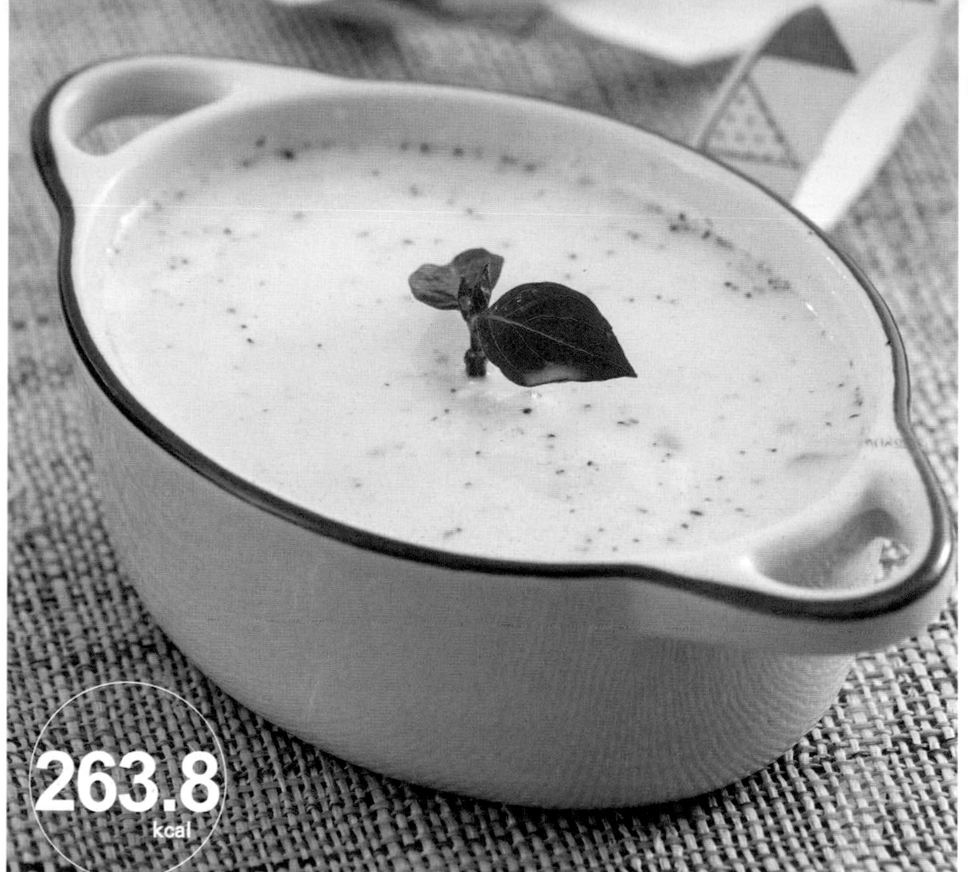

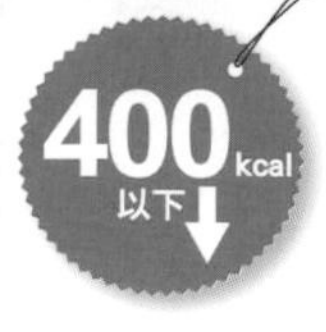

水
油
食
停
美

蛋白質：13.6	碳水化合物：30.2	脂肪：10.4

泰式料理

香茅椰奶冷湯

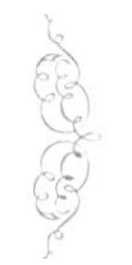

材料

低脂牛奶 240c.c.
馬鈴薯 100g
青花椰菜 100g
青蒜 5g
橄欖油 1 小匙
椰奶 10g
香茅 1 根
鹽 少許

做法

1. 所有食材洗淨，馬鈴薯、青花椰菜切塊備用。
2. 冷鍋注入橄欖油，加入青蒜中火炒，再加入馬鈴薯、香茅與 3 碗清水一同煮至馬鈴薯軟化後，加入青花椰菜煮沸，然後加入牛奶煮沸後熄火。
3. 取出香茅，其他食材用果汁機攪拌直至細滑濃稠，再加入椰奶及鹽調味即可。

泰式料理

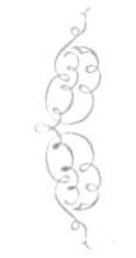

咖哩海鮮鍋

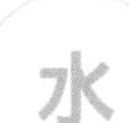

水

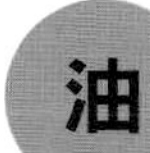

油

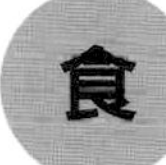

食

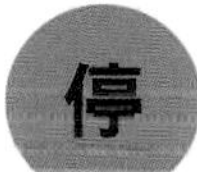

停

材料

鮮蝦 6 隻
鯛魚 60g
彩椒 50g
青花椰菜 50g
洋蔥 40g
蒜末 5g
橄欖油 1 小匙
咖哩粉 10g
雞骨高湯 300c.c.
鹽 少許

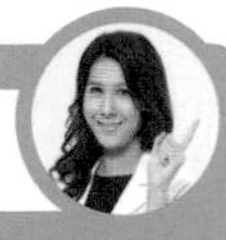

營養師の小叮嚀

咖哩粉請勿利用咖哩塊取代，避免熱量過高。

做法

1. 所有食材洗淨。彩椒、洋蔥切條狀。
2. 鍋中放入油加熱，先放入洋蔥、蒜末爆香後，再加咖哩粉炒香。
3. 加入高湯、1 碗清水煮沸，再放入其餘所有材料，煮沸後加鹽調味即可。

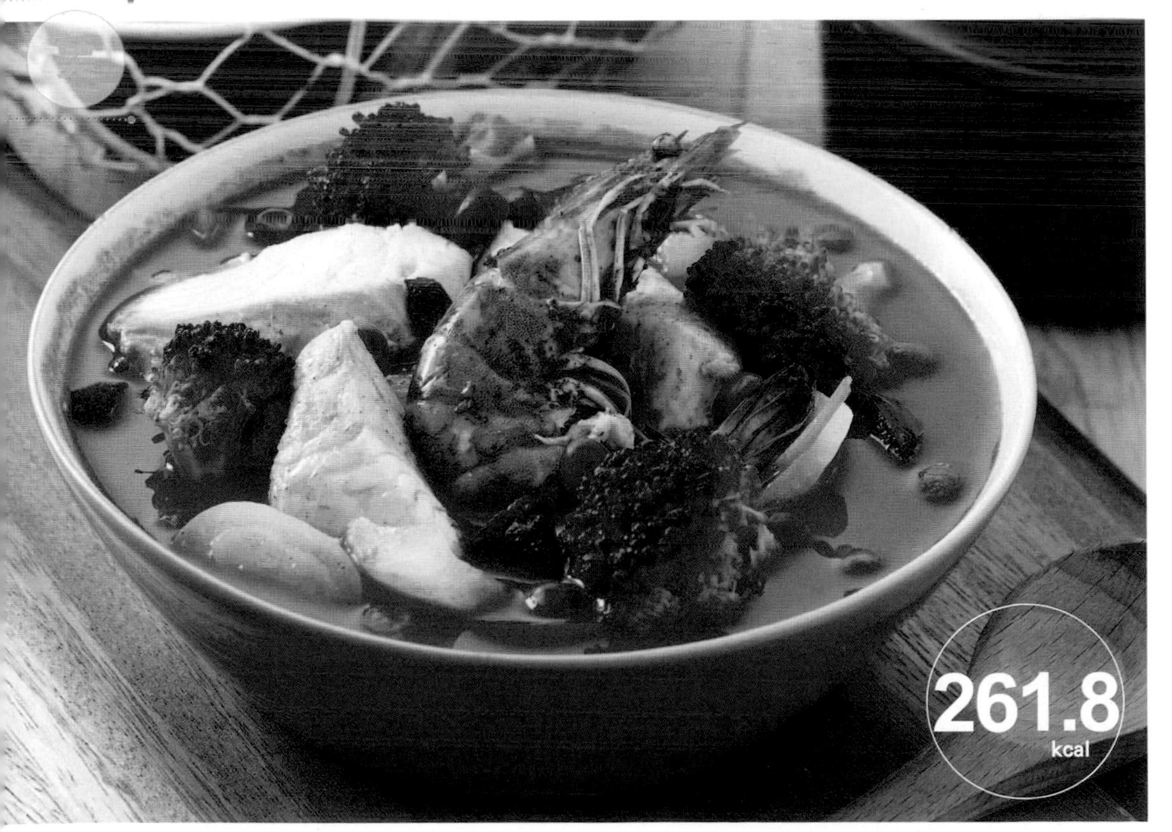

261.8 kcal

蛋白質：30.5	碳水化合物：15.2	脂肪：8.6

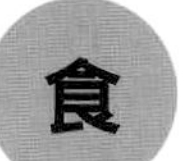

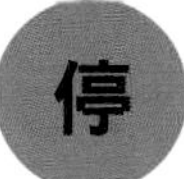

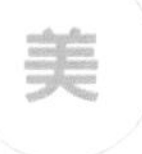

泰式料理

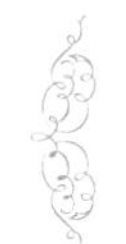

酸辣海鮮湯

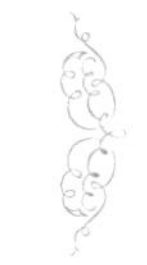

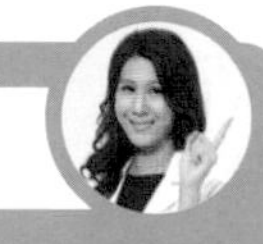

營養師の小叮嚀

也可在其中增加菇類攝取量，提高飽足感。

材料

蛤蜊 10 顆
鯛魚 60g
中卷 2 隻（35g）
鮮蝦 3 隻
小番茄 4 顆（30g）
草菇 20g
蝦高湯 300c.c.
檸檬 1/4 顆
泰式酸辣湯醬 1 大匙
南薑、香茅、檸檬葉 少許
辣椒 1 支
魚露、鹽 少許

做法

1. 所有食材洗淨。蛤蜊放鹽水中靜置，吐沙 2 小時後洗淨。
2. 中卷、南薑、辣椒、小番茄切片。
3. 鍋中注入高湯及 1 碗清水，煮沸後放入南薑、香茅及泰式酸辣湯醬，滾煮 3 分鐘。
4. 將檸檬葉、辣椒片、海鮮類、小番茄、草菇放入，滾沸後，倒入魚露，加鹽調味，最後擠入檸檬汁即可。

蛋白質：37.9	碳水化合物：9.7	脂肪：7.8

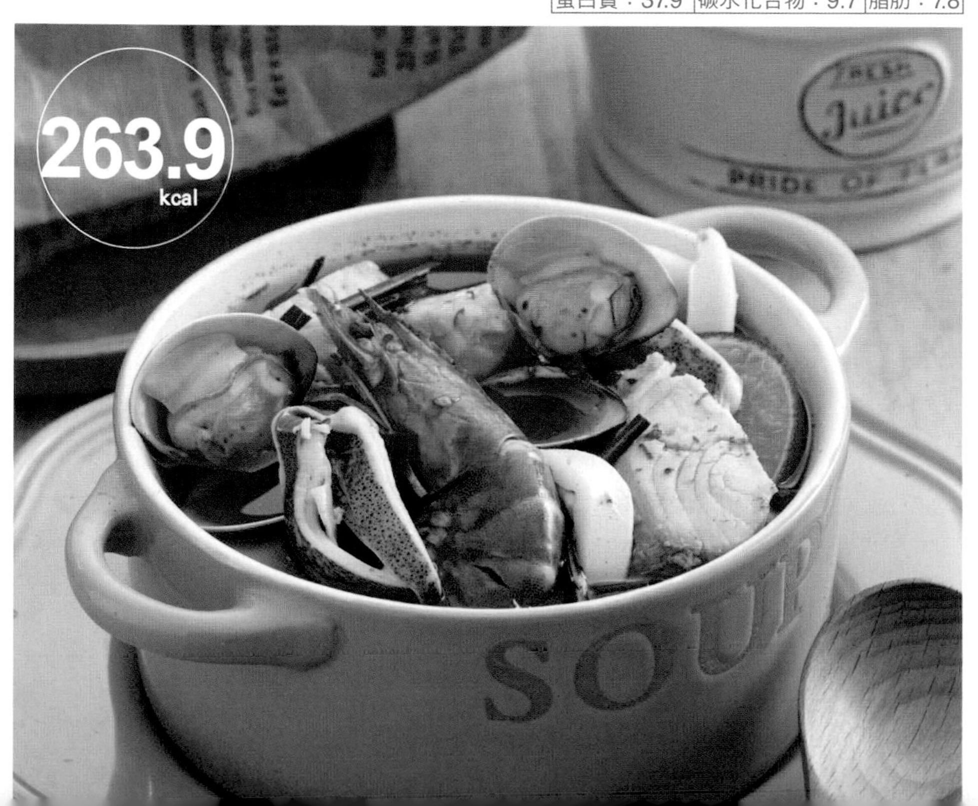

PLUS

附錄：快瘦祕笈

- 外食族不可忽視的飲食陷阱！
- 2 週速瘦提案，救急快瘦！
- 居家超簡單運動，動一動，瘦更快！

／動作設計：Curves 永和永安店 Su 曼教練

【手臂運動】＊2 組　【瘦腹運動】＊2 組

【瘦臀部運動】＊2 組　【瘦大腿運動】＊2 組

外食族不可忽視的飲食陷阱！

掌握「低油、低鹽、低糖、高纖維」4大要點，吃出漂亮又健康的完美體態

低油：除了與店家商量降低烹煮的用油量外，含油調味料如香油、沙茶醬、油醋醬、甜辣醬、辣椒油、美奶滋、沙拉醬……等，盡量減量或避免。肉類的肥肉、肉皮部分請去除，以蒸、煮、烤取代油煎、油炸等烹調方式，隱藏在餅乾、零食中的油脂，也要特別注意。

低鹽：鹽不是單單只是指「鹽巴」，所有調味料或多或少都要添加鹽，所以基本上所有的調味料都應該控制分量。甚至運動飲料中也都含有鹽分，零食也需注意看營養標示（即「鈉含量」）。

低糖：女生要多注意喜愛的蛋糕、含糖飲料、冰品、甜點，若因為特殊情況必須多吃的話，請調整其他餐的澱粉攝取量。

高纖維：早餐往往很難吃到一定量的蔬菜，所以午、晚餐就要特別注重蔬菜攝取量。自助餐菜色多是個很好的選擇，麵店也可以增加湯麵中蔬菜量，或是直接搭配一盤燙青菜、小黃瓜等小菜。

午、晚餐中不論吃了什麼，除了主食（全穀雜糧類）與主菜（豆魚蛋肉類）外，一定要看看是否缺了蔬菜這個重要的配角！例如速食店搭配生菜沙拉，三明治店增加其中蔬菜量，牛排館多吃點沙拉，滷味多點一點蔬菜等。當你蔬菜吃的多，高熱量的主食與主菜自然也會吃得少喔！

善用便利商店飲食法

善用便利商店食物，可以幫助減重計畫。首要原因是「熱量清楚、計算方便」，在控制熱量時相當好用；第二是「種類齊全、搭配簡單」，例如御飯糰＋茶葉蛋＋生菜沙拉，輕鬆就搭配出營養均衡的一餐。

但超商飲食法也有缺點，主要是為了要延長食物的保存期限往往需加入「食品添加物」，以及雖然種類多但變化少，時間一久仍會單調，無法長期，

超商中常見的冷食，對生理期女性較不方便。但「抗性澱粉」較多、吸收速度較慢，是冷食的優點；此外，請小心打著「低脂」、「健康」、「輕食」、「油切」、「零卡」等名號的陷阱！

減重不減胸的祕訣

女生在減重的過程中，最擔心該瘦的地方不瘦，不想瘦的地方一直瘦，其中胸部就是最常見不想瘦的部位！其實，沒有任何一樣東西，吃了一定會瘦哪裡或胖哪裡，千萬不要受網路偏方的影響。每個人的身體都不同，有些人瘦就從臉開始、有些人就偏偏會瘦肚子，所以體質的差異還是會影響瘦的成效與速度。

想要減重不減胸，請注意：

1. 減重過程中若蛋白質攝取不夠，熱量燃燒時，消耗了胸大肌、胸部脂肪，就會導致胸部萎縮！所以，減重過程中」所有的營養素都非常重要，缺一不可！
2. 鍛鍊乳下胸肌：胸肌是襯托乳房的基石。如果沒有了基石，乳房就會下垂，變得不再堅挺。可以做簡單的俯臥撐，或使用健身設備進行練習。

PLUS

2週速瘦提案，救急快瘦！

參加婚禮、宴會，女生多半希望可以美美地出席，展現輕盈體態，遇到這種需要快速瘦下來的時間，請跟隨這份「2週速瘦提案」，早、午、晚餐跟著吃，還額外留有週末聚餐的放鬆時刻，2週後變身窈窕淑女！

2週速瘦提案 1200 kcal

星期	早餐	午餐	晚餐
一	西式早餐 • 玉米蛋餅（不加醬料）1份 • 奶茶1杯（微糖）	北方麵食 • 牛肉捲餅1份（4塊） • 小米粥1碗（微糖）	蘋果紅棗養顏雞湯 p.65
二	中式早餐 • 饅頭夾蛋1份 • 無糖豆漿1杯	西式午餐 • pizza 2片 • 健怡可樂1瓶	味噌什錦海鮮鍋 p.111
三	超商餐 • 鮪魚御飯糰1個 • 茶葉蛋1顆 • 優酪乳1瓶（小）	日式午餐 • 日式烏龍麵1碗（可搭配蔬菜）	紅棗枸杞麻油雞湯 p.74
四	中式早餐 • 烤地瓜1顆 • 無糖豆漿1杯	傳統小吃 • 潤餅捲1個 • 四神湯1碗	香辣牛肉湯 p.107
五	麵包店 • 雜糧堅果麵包1個 • 脫脂鮮奶1瓶	中式午餐 • 清湯板條1碗 • 綜合小菜（豆干2片、海帶1條、醬少）	甜蝦蔬菜湯 p.79
六	西式早餐 • 蔬菜蛋堡1個 • 黑咖啡1杯	蝦香鮮菇煨白菜 p.70	聚餐 • 避免選擇吃到飽餐廳 • 先吃湯品、蔬果 • 八分飽為主
日	中式早餐 • 水煎包2顆 • 無糖豆漿1杯	聚餐 • 避免選擇吃到飽餐廳 • 先吃湯品、蔬果 • 八分飽為主	銀耳雞湯 p.73

星期	早餐	午餐	晚餐
一	超商餐 •火雞肉飯糰 1 個 •有機黑豆乳（360c.c.）1 瓶	自助餐 •白飯 1 碗 •炒蔬菜 3 樣 •紅燒魚半條	豬肉味噌湯 p.84
二	中式早餐 •燒餅夾蛋 1 份 •無糖豆漿 1 杯	中式午餐 •乾麵 1 碗 •蔬菜豆腐湯（蔬菜加量）1 碗	山藥豆漿雞湯 p.64
三	西式早餐 •起司土司（去邊、不塗美奶滋、蔬菜增量）1 份 •脫脂鮮奶 1 瓶	傳統小吃 •清蒸肉圓 2 顆 •蔬菜雲吞湯 1 碗	薏仁雞肉湯 p.106
四	中式早餐 •皮蛋瘦肉粥 1 碗 •無糖豆漿 1 杯	滷味 •冬粉 1 把 •雞翅 1 隻 •蔬菜 2 樣	海鮮大醬湯 p.119
五	西式早餐 •沙拉盒（地瓜、玉米粒、白煮蛋、多種蔬菜、沙拉醬少許） •白木耳（內含紅棗）1 杯	傳統小吃 •豬肉韭菜水餃 8 顆（不加醬料） •豆干 2 片 •紫菜湯 1 碗	繽紛瘦身湯 p.99
六	中式早餐 •鮮肉包 2 顆（小） •無糖豆漿 1 杯	聚餐 •避免選擇吃到飽餐廳 •先吃湯品、蔬果 •八分飽為主	豆腐冷湯 p.85
日	中式早餐 •煎蘿蔔糕 2 片（不加醬） •荷包蛋 1 顆 •紅茶 1 杯（微糖）	紅棗雙耳甜湯 p.75	聚餐 •避免選擇吃到飽餐廳 •先吃湯品、蔬果 •八分飽為主

PLUS

2週速瘦提案 1400 kcal

星期	早餐	午餐	晚餐
一	超商餐 • 火雞肉飯糰1 個 • 有機黑豆乳(360c.c.)1 瓶 • 糖心蛋1 顆	自助餐 • 白飯 1 碗 • 紅燒魚半條 • 魯豆腐 1 塊 • 炒蔬菜 3 樣	豬肉味噌湯 p.84
二	中式早餐 • 燒餅夾蛋 1 份 • 無糖豆漿 1 杯	中式午餐 • 牛肉麵 1 碗 • 燙青菜 1 份（調味料少）	山藥豆漿雞湯 p.64
三	西式早餐 • 蔥抓餅加蛋（不加醬料）1 份 • 奶茶 1 杯（微糖）	北方麵食 • 雞肉飯便當 1 個 • 蔬菜雲吞湯 1 碗	蘋果紅棗養顏雞湯 p.65
四	中式早餐 • 皮蛋瘦肉粥 1 碗 • 燕麥奶 1 瓶	滷味 • 蒸煮麵 1 把 • 雞翅 1 隻 • 蔬菜 2 樣	海鮮大醬湯 p.119
五	西式早餐 • 沙拉盒（地瓜、玉米粒、白煮蛋、多種蔬菜、沙拉醬少許） • 黑豆乳 1 瓶	傳統小吃 • 豬肉韭菜水餃 12 顆（不加醬料） • 豆干 2 片 • 紫菜湯 1 碗	繽紛瘦身湯 p.99
六	中式早餐 • 鮮肉包 3 顆（小） • 無糖豆漿 1 杯	聚餐 • 避免選擇吃到飽餐 • 先吃湯品、蔬果 • 八分飽為主	豆腐冷湯 p.85
日	中式早餐 • 煎蘿蔔糕 2 片（不加醬） • 荷包蛋 1 顆 • 紅茶 1 杯（微糖）	紅棗雙耳甜湯 p.75	聚餐 • 避免選擇吃到飽餐 • 先吃湯品、蔬果 • 八分飽為主

星期	早餐	午餐	晚餐
一	西式早餐 • 起司蛋土司（去邊、不塗美奶滋、蔬菜增量）1 份 • 脫脂鮮奶 1 瓶	北方麵食 • 牛肉捲餅 1 份（4 塊） • 小米粥 1 碗（微糖） • 涼拌小黃瓜 1 盤	薏仁雞肉湯 p.106
二	中式早餐 • 饅頭夾蛋 1 份 • 無糖豆漿 1 杯	西式午餐 • pizza 3 片 • 健怡可樂 1 瓶	味噌什錦海鮮鍋 p.111
三	超商餐 • 火雞肉飯糰 • 茶葉蛋 1 顆 • 脫脂鮮奶 1 瓶	日式午餐 • 日式烏龍麵 1 碗 • 涼拌牛蒡絲 1 盤	紅棗枸杞麻油雞湯 p.74
四	中式早餐 • 潤餅捲 1 個 • 地瓜 1 條（小） • 無糖豆漿 1 杯	傳統小吃 • 滷肉飯 1 碗 • 四神湯 1 碗 • 燙青菜 1 份（調味料少）	香辣牛肉湯 p.107
五	麵包店 • 雜糧堅果麵包 1 個 • 優酪乳 1 瓶（小）	中式午餐 • 清湯板條 1 碗 • 綜合小菜（豆干 2 片 海帶1條 滷蛋1顆、醬少）	甜蝦蔬菜湯 p.79
六	西式早餐 • 蔬菜蛋堡 1 個 • 黑咖啡 1 杯	蝦香鮮菇煨白菜 p.70	聚餐 • 避免選擇吃到飽餐廳 • 先吃湯品、蔬果 • 八分飽為主
日	中式早餐 • 水煎包 3 顆 • 無糖豆漿 1 杯	聚餐 • 避免選擇吃到飽餐廳 • 先吃湯品、蔬果 • 八分飽為主	銀耳雞湯 p.73

PLUS

居家超簡單運動，動一動，瘦更快！

動作設計：Curves 永和永安店 Su 曼教練

接下來要介紹的這幾個雕塑身材的運動，是針對女性最在意的「腹部（核心）、臀部、大腿、手臂」所設計。只要依賴自身體重就能做的肌耐力訓練，非常簡單，在家或在辦公室都可以執行。要請大家注意的是，肌耐力運動的動作越慢越好。另外，做上半身訓練時，下半身一定要放鬆，反之亦然。

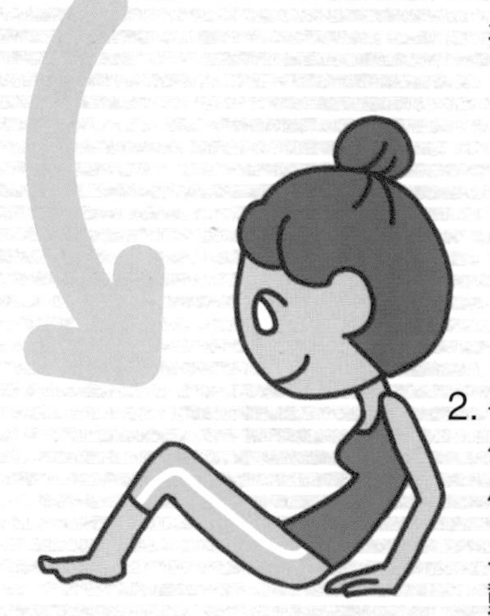

1. 屁股坐好、雙腳屈膝張開與肩膀同寬，手肘要伸直，背要挺起，雙手放在身後，平貼於地，手指指向臀部。

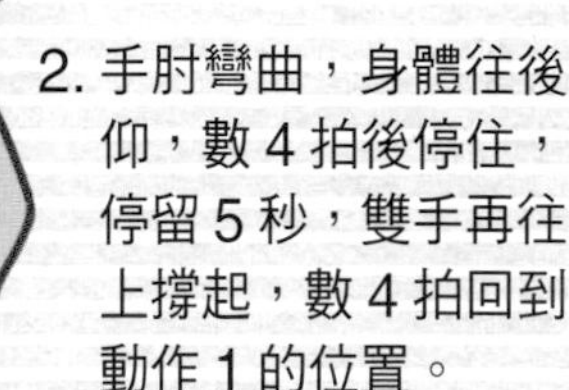

2. 手肘彎曲，身體往後仰，數 4 拍後停住，停留 5 秒，雙手再往上撐起，數 4 拍回到動作 1 的位置。

3. 反覆 3 ～ 5 組。

TIPS 手肘內收，訓練效果比較好。

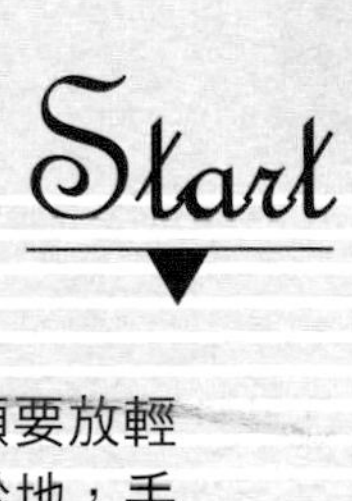

1. 趴下來，腳趾頭要放輕鬆，腳背平貼於地，手肘內收，貼緊身側，額頭頂著地板。

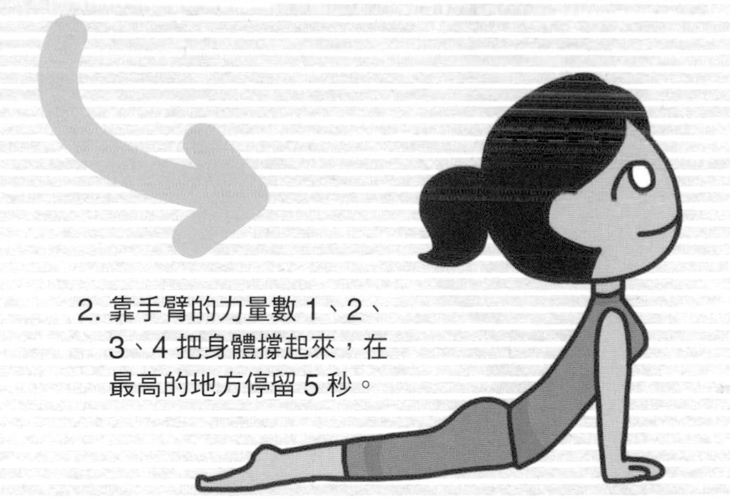

2. 靠手臂的力量數 1、2、3、4 把身體撐起來，在最高的地方停留 5 秒。

3. 然後再數 1、2、3、4 回到動作 1 的位置。上下為 1 組，反覆 3～5 組。

手臂、大腿、臀部訓練結束後，可以輕輕拍打運動部位，幫助放鬆，隔天就不會肌肉痠痛。

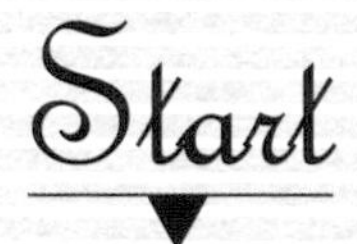

1. 平躺地面，雙腳 90 度屈膝抬起，
雙手放鬆置於臀部兩側。

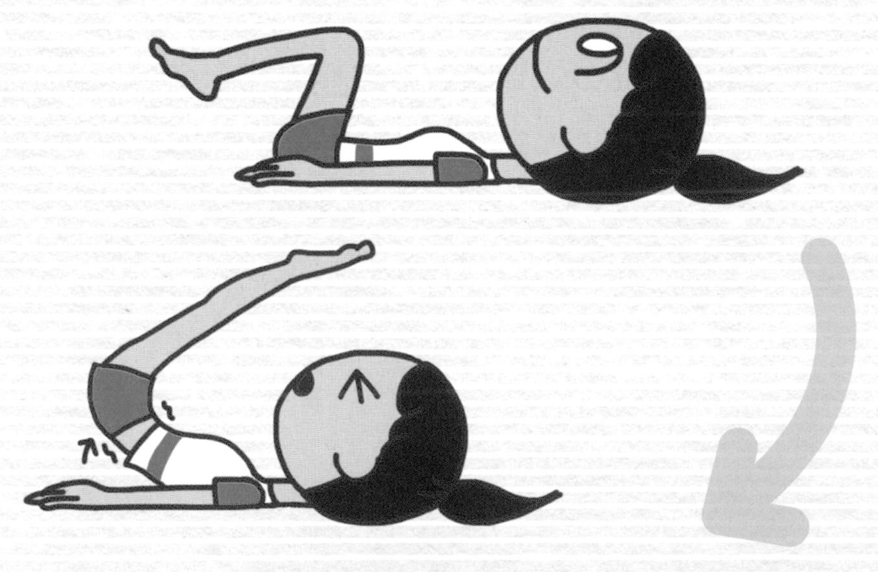

2. 小腿用力把雙腿甩上來，往頭部上方踢，
注意肚子要用力。

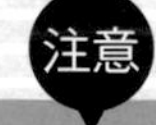

注意屁股要離地，越高越好。頭部保持放鬆，
才不會傷到頸椎。

3. 反覆 3～5 組。

腹部訓練結束後，可以做後仰動作，幫助延展腹部肌肉群。

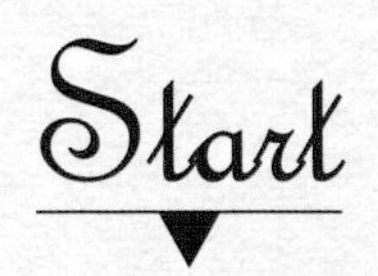

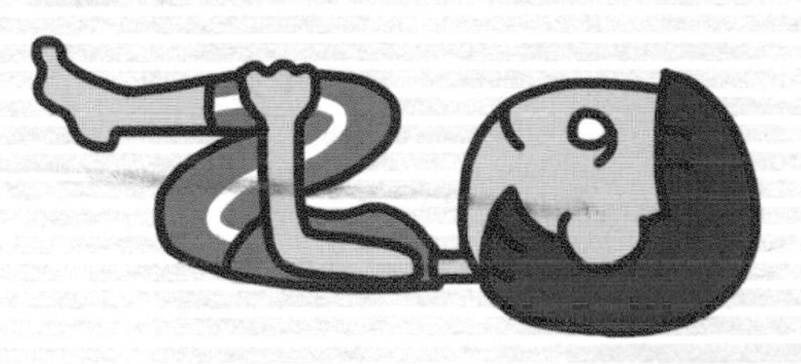

1. 平躺地面，雙腿屈膝抬起、大腿與地面呈 90 度，雙手抱膝，臀部離地，肩膀貼著地板。

注意

小腿放鬆不用力，雙手依照個人柔軟度，決定抱膝蓋上方或下方。肌力足夠的人，雙手可以放置臀部兩側，不需抱膝，訓練效果會更好。

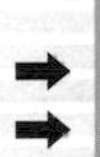

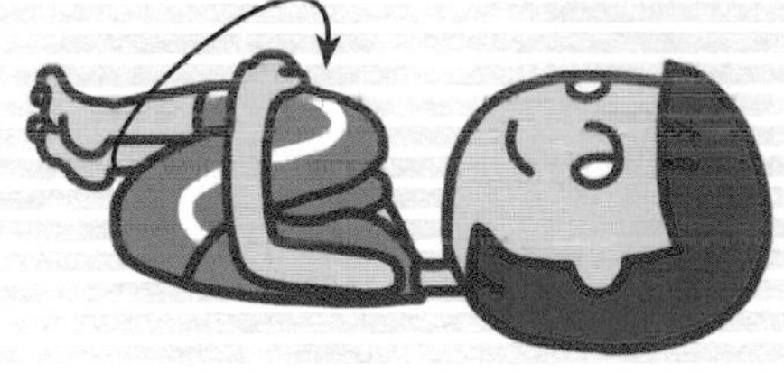

2. 利用腰部、腹部力量，數 4 拍的時間、緩慢把雙腳從中央移到右邊，腿部盡量靠近地面，到右邊時，停留 5 秒。

3. 雙腿回復動作 1 的姿勢，再數 4 拍的時間、移到左邊停留 5 秒。

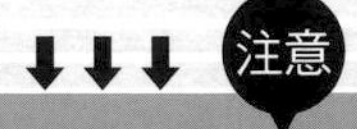

注意

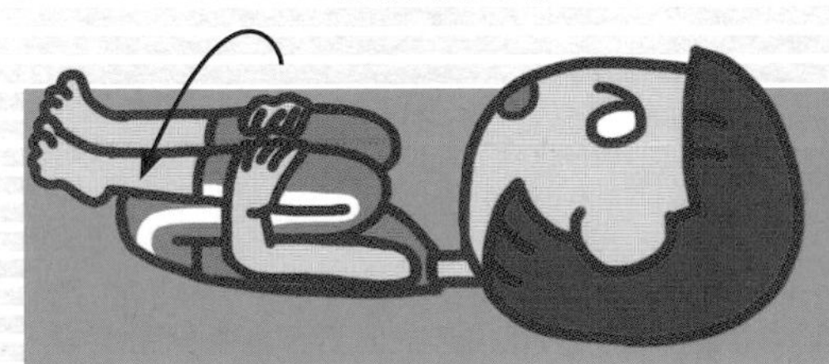

腰部骨頭比較凸出的人，可以在底下鋪一塊毛巾或瑜伽墊。這個動作會訓練到腹肌、腹內外斜肌及腰側贅肉。

4. 右、左各做一次算 1 組，反覆做 3～5 組。

PLUS

Start

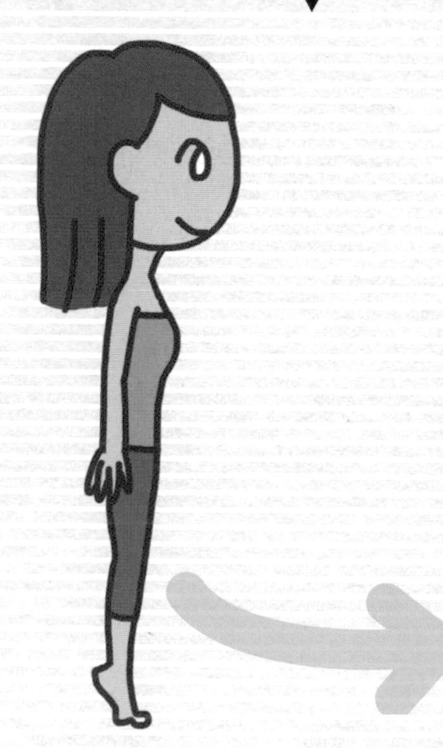

1. 不穿鞋子，腳跟抬起、
以腳趾踮腳站立。

2. 踮腳往前走路。

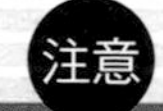

全程臀部都要夾緊、肚
子緊縮，身體不要駝背，
呈現直線狀態。

3. 此動作建議單次走 1 ～ 2 分鐘，
以免比目魚肌、腓腸肌過度用力。

此訓練結束後，可以
輕拍腿部後側肌肉，
自小腿肚往上直至臀
部，幫助肌肉放鬆。

瘦臀部
運動2
Start
1. 雙腳屈膝跪地，手肘伸直，
張開與肩同寬，雙手掌平撐
於地。
注意
身體、背部要打直，脖子放鬆
不要用力，肩膀也放鬆。
2. 右腳往後伸直，腳趾頭
輕點地面。
3. 數 4 拍的時間、右腳往上平抬，到跟
身體一樣的高度時，停留 5 秒，再放
下，放下時注意輕輕點地就好。
注意
注意抬腿時，腿部不要用
力，應是臀部用力。

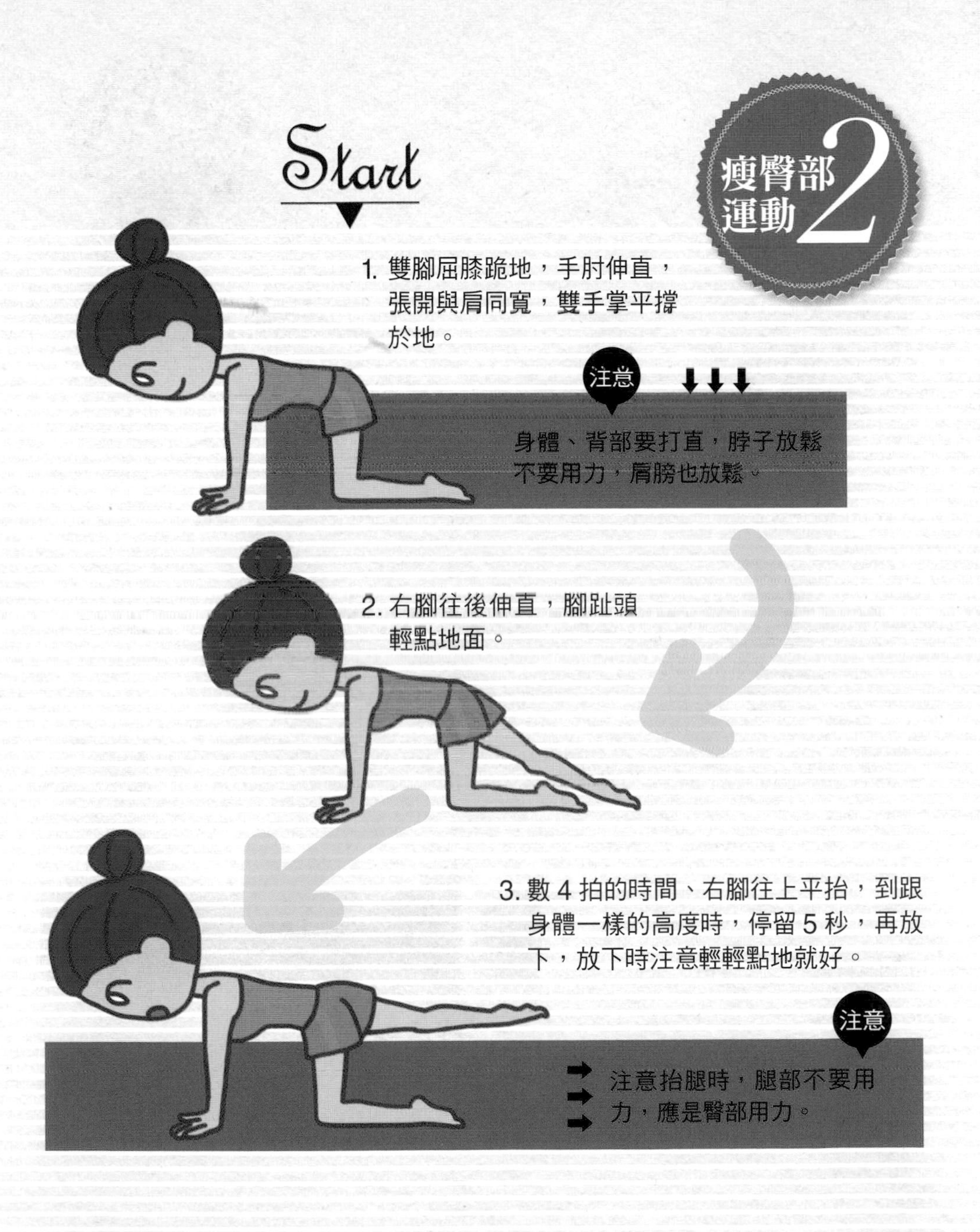

4. 右腳抬上、放下為 1 組。
做 3 ～ 5 組。再換成左腳
也做 3 ～ 5 組。

TIPS 這個動作可以訓練臀大肌、練出微笑線。

瘦大腿運動 1

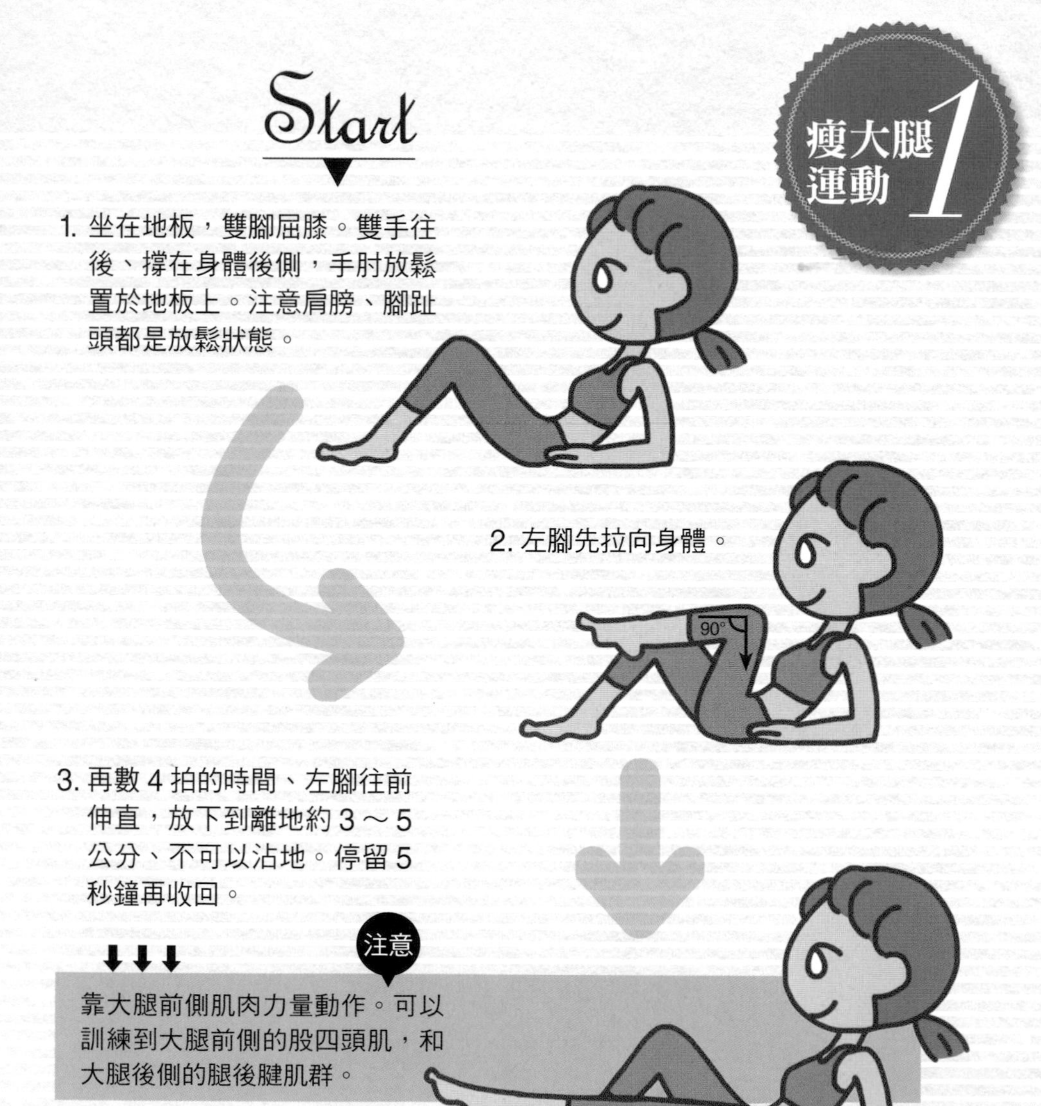

1. 坐在地板，雙腳屈膝。雙手往後、撐在身體後側，手肘放鬆置於地板上。注意肩膀、腳趾頭都是放鬆狀態。

2. 左腳先拉向身體。

3. 再數 4 拍的時間、左腳往前伸直，放下到離地約 3 ～ 5 公分、不可以沾地。停留 5 秒鐘再收回。

注意

靠大腿前側肌肉力量動作。可以訓練到大腿前側的股四頭肌，和大腿後側的腿後腱肌群。

4. 再換右腳做往前、收回來的動作，左、右各做一次為一組，反覆做 10 ～ 15 組。

TIPS 此動作類似腳踏車，身體往後仰，比較好支撐，身體和腳高度在同一水平面時，腳才有辦法做此動作，坐起來反而不容易做此動作。

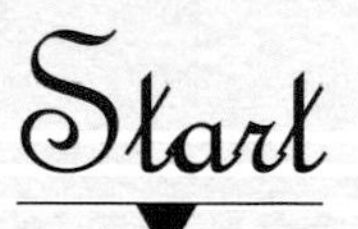

1. 坐在地板，雙腳伸直。雙手往後、撐在身體後側，手肘放鬆置於地板上。

2. 左腳數 4 拍的時間、往上平抬到 45 度角，停留 5 秒，再放下。

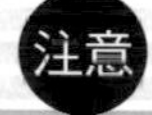

上半身放鬆不聳肩，腳趾頭、膝蓋、腳踝都是放鬆的狀態，靠大腿力量將腳往上抬，未抬起的腳不可用力。

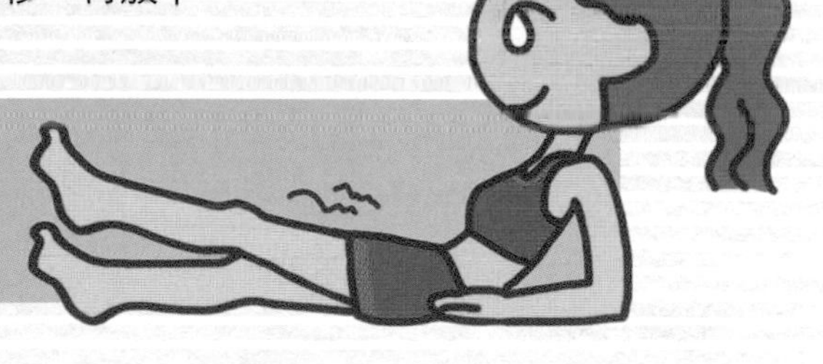

3. 換右腳數 4 拍的時間、往上平抬到 45 度角，停留 5 秒，再放下。

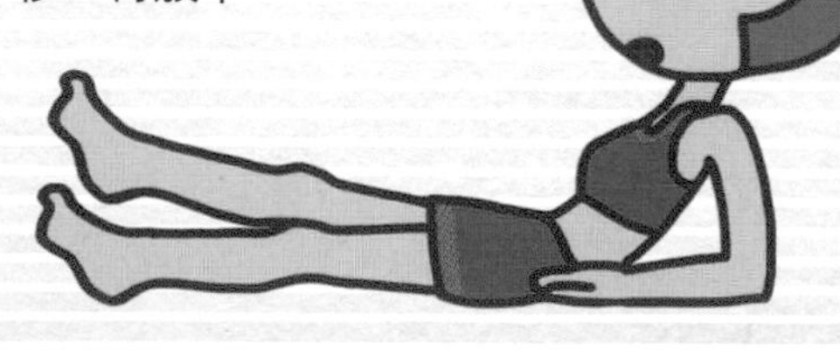

4. 左、右各做一次為一組，反覆做 10 ～ 15 組。

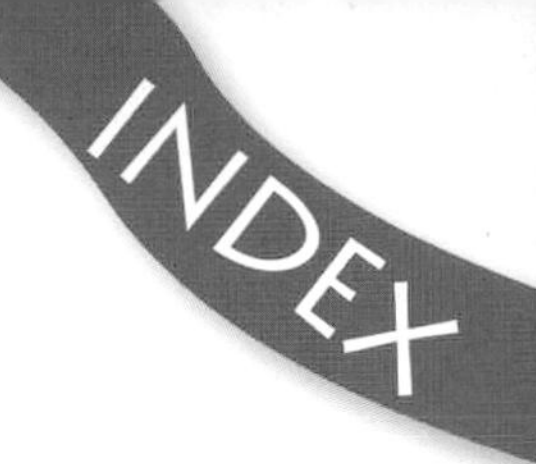

PART 2 簡單介紹了該如何從 60 道包瘦湯，搭配出 1 週 7 道湯品，請運用這份食材索引，查看家中冰箱、有什麼可運用的食材，還需添購什麼？幫助您更輕鬆地準備

熱量索引

表示 PART 3：250 大卡以下湯品　表示 PART 4：251 ～ 400 大卡湯品

食材索引

食材索引

食材索引

INDEX

食材索引

高湯類

根莖類

乾貨類

水果類

熱量碗製作方式

1. 沿著碗緣粗實線裁切，剪下熱量碗。
2. 將虛線折起。
3. 黃色色塊與藍色色塊黏合即可。

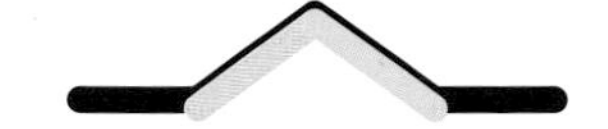

注意 ① 請勿直接使用熱量碗盛裝任何食物，可以比對您家中最接近的容器來使用。
② 熱量碗容量為 200 ～ 210c.c.。

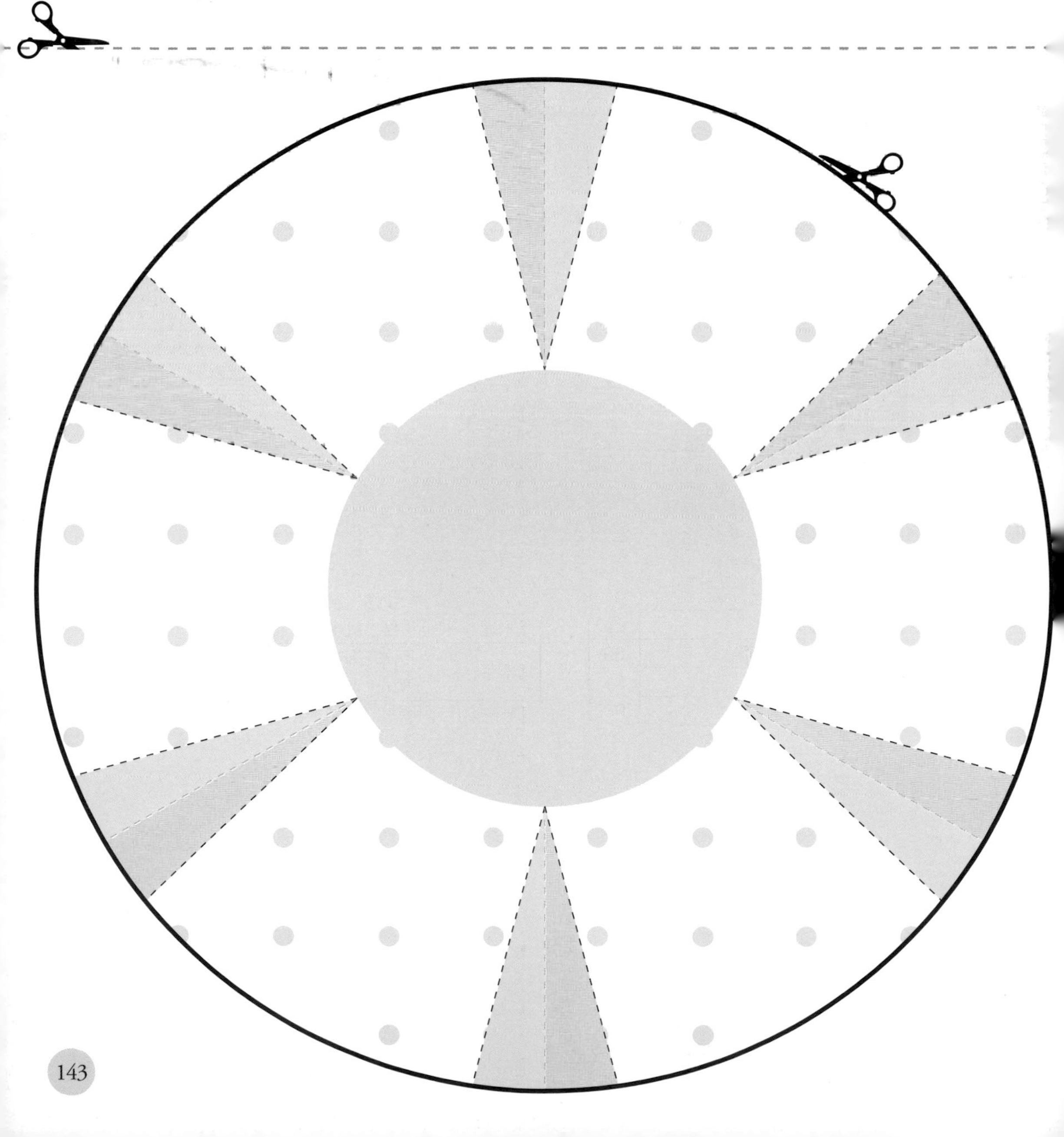

台灣廣廈國際出版集團
Taiwan Mansion International Group

國家圖書館出版品預行編目（CIP）資料

剷肉10公斤！減脂瘦身湯：權威營養師宋明樺的60道減醣低卡包瘦湯，一天喝一次，8週甩肉不復胖！ / 宋明樺著. -- 初版. -- 新北市：瑞麗美人, 2019.03
面； 公分
ISBN 978-986-96486-6-0（平裝）
1.減重 2.食譜 3.湯

411.94 108000818

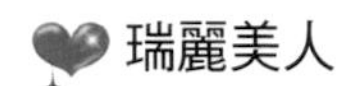

剷肉10公斤！減脂瘦身湯

權威營養師宋明樺的60道減醣低卡包瘦湯，一天喝一次，8週甩肉不復胖！

作　　者／宋明樺
食譜審定／米兒
攝　　影／陳立偉（泰坦攝影工作室）
梳　　化／YUMI・**插畫**／蘇容瑩

編輯中心編輯長／張秀環・**編輯**／蔡沐晨
封面設計／呂佳芳・**美術設計**／MAPLE CHANG
內頁排版／菩薩蠻數位文化有限公司
製版・印刷・裝訂／東豪・中華彩色・明和

行企研發中心總監／陳冠蒨

媒體公關組／陳柔彣
綜合業務組／何欣穎

發 行 人／江媛珍
法律顧問／第一國際法律事務所 余淑杏律師・北辰著作權事務所 蕭雄淋律師
出　　版／台灣廣廈有聲圖書有限公司
地址：新北市235中和區中山路二段359巷7號2樓
電話：（886）2-2225-5777・傳真：（886）2-2225-8052

代理印務・全球總經銷／知遠文化事業有限公司
地址：新北市222深坑區北深路三段155巷25號5樓
電話：（886）2-2664-8800・傳真：（886）2-2664-8801
郵政劃撥／劃撥帳號：18836722
劃撥戶名：知遠文化事業有限公司（※單次購書金額未達1000元，請另付70元郵資。）

■出版日期：2019年03月
ISBN：978-986-96486-6-0

■初版6刷：2021年05月